「生きる」ための がんとの 付き合い方

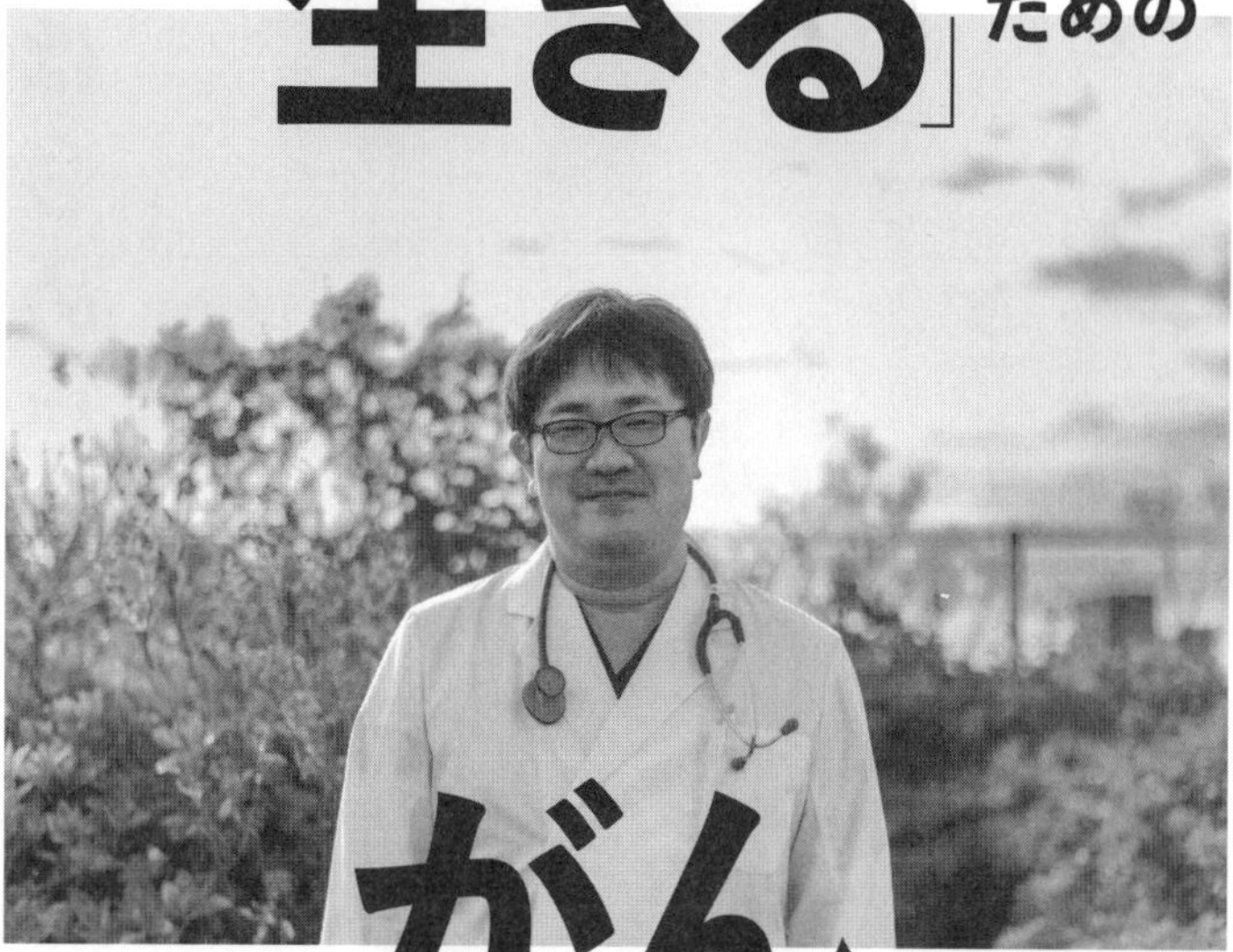

緩和ケア医師ががん患者になってわかった

永寿総合病院がん診療支援・
緩和ケアセンター長
廣

あさ出版

はじめに

本当にがんになってしまったのか
家族にはなんて言う
一生がんと付き合っていかなければいけないのか
この痛みは我慢するしかないのか

2023年に甲状腺がんと診断されてから手術を経た現在までに抱いた私の気持ちです。特に診断された当日は、頭のなかで得体のしれない不安がぐるぐると回り続けて「なんで自分が」という気持ちに心を支配されました。

おそらく、本書を手に取ってくださった皆さんの多くは私と同じがん患者さん、もしくはそのご家族であることでしょう。

本書では私自身の体験を踏まえて、医者と患者の2つの視点からがん患者さんやそのご家族ががんと付き合っていくために必要な知識を解説していきます。というのも、私はがんの緩和ケア医療を専門とし、これまで医師として患者さんに正面から向き合ってきたのですが、いざ自分ががん患者になると戸惑うことが多くあったのです。

患者さんは、私たち医療者が思っている以上に、さまざまな我慢をしています。私自身も手術前の不安や術後の痛みに悩まされました。医師である私がそうなのですから、一般の方であればなおさらでしょう。

本当の患者さんの気持ちは、その立場になってみないとわからない。そう思い知らされました。特に、私が強く感じたことのひとつは、がん治療中から緩和ケアを受けるべきだということです。

そうすることで、痛みや不安だけでなく、社会的な困りごとを解決できるし、なによりも診断時や早期から取り組むことでがん治療の効果を最大限発揮できるからです。

がんは命を脅かす大変な病気である一方、誰もがなり得る身近な病気です。そして、うまく治療しながら、長く付き合っていける病気でもあります。たとえがん患者になっても、できるだけ病人にはならずによく「生きる」。そのためには、緩和ケアとがん治療を同時に受けるべきなのです。

残念ながら、世間の緩和ケアのイメージは終末期など、もう治らない方が対象だという誤解に包まれていることが多くあります。しかし、実際のところはそうではないのです。実際、私が勤める病院にはがん治療をされながら、緩和ケアを一緒に受けることを希望される方が多く通院されています。

私が心がけているのが、「生きる」ための緩和ケアを行うということです。がん治療しながら緩和ケアを受ける方は、日々の生活をしながら治療に励むわけで、少しでもよく「生きる」ためにどうしたらよいか、一緒に考えてサポートをしています。

本書は、この「生きる」ための緩和ケアを、すべてのがん患者さんに知ってもらいたく執筆しました。構成は以下の通りです。

第1章では、私が甲状腺がんと診断されたときから、治療を受けるまでの葛藤についてまとめました。第2章では実際に治療を開始したときから、その心情の変化や私が感じたつらさを医師と患者の視点から記載しました。

第3章では、緩和ケア医である私ががんになったからこそわかった7つのこと、皆さんに絶対に知っておいてほしいことについてまとめました。第4章では、がん治療を受けながら緩和ケアを受ける必要性についてまとめました。なにが有効なのかその理由やどのように受ければよいか解説しています。

第5章では、病気の種類別に知ってほしいことをまとめました。一言でがんの緩和ケアといっても、病気によって注意すべき点は異なります。類書では一切触れることのない、でもよりよく「生きる」ためには絶対に知っておいてほしいことを記載しました。第6章では、病気が進行した状況、すなわち終末期の緩和ケアについてまとめています。読まれている方の病気の時期に応じて読み進めていただければと思いますが、知っておくことで「もしも」に備えることができるかもしれません。がんがどのように進行していくかを知ることができる内容になっています。

第7章では、ここまで解説してきた「生きる」ためにがんと付き合った患者さんが、どのような人生を過ごしていかれるか、具体的に4人の物語を紹介しています。第6章までで得た知識を、具体的な事例で理解できるようになっています。

本書を通じて、すべてのがん患者さんが、「生きる」ためのヒントが見つかることを祈っています。

永寿総合病院　がん診療支援・緩和ケアセンター長　廣橋猛

目次

第2章
緩和ケア医が
がん治療をはじめる

第3章 がんになってわかった7つのこと

第4章 診断時&早期からがん治療と緩和ケアを同時に行う

第5章　がんの種類別！緩和ケア医師が教えるつらさを和らげるための知識

第1章

見える世界が変わった

なにげない日常から突然に人生は変わる

いつものように受けた健康診断

その日は小雨が降り、曇り空が広がっていました。

いつもの朝と同じように、入院されているがん患者さんたちの回診を終えてから、緩和ケア病棟で電子カルテが並ぶナースステーションの椅子に座りました。

リーダー看護師の川上さんが、待ち構えていたように私に声をかけてきます。川上さんは緩和ケア病棟に配属されて5年以上の経験を持つ、頼れる看護師です。彼女から患者さんについての申し送りと、患者さんの治療やケアの内容についての相談を受けます。

「903号室の佐藤さん、痛みにレスキュー（持続痛治療）を使う頻度が増えています」

「うん、佐藤さんは痛みが悪化しているから、ナルベイン（医療用麻薬の注射）増やそうか」

「906号室の渡辺さん、家に帰れるか不安みたいです。……お話聞いてもらえますか」

「帰りたい気持ちはあるけれど、病院にいる方が安心だって言うんだよね。症状が落ち着いているいまが退院するチャンスだから、あとでじっくり相談してみるよ」

川上さんからの申し送りを受けて、私は電子カルテに向かって必要な処方や指示の変更を入力します。電子カルテを使うことが当たり前になってから、医師の仕事は、パソコンと向き合うことに大きな割合を占められています。

入力を終えると、私は川上さんに声をかけました。

「今日は俺の健康診断があるんだ。いまから健診センターに行ってくるよ」

「いま、病棟は比較的落ち着いているから大丈夫です。なにかあったら電話します」

病院に勤務する医師の特権のひとつに、職場の施設で健康診断を受けられるということが挙げられます。勤務時間中に少しだけ仕事を抜けて受けることができ、あえて休みをとる必要がありません。ただ、最中も院内のＰＨＳは持ち歩くことになるので気は抜けません。

私はスクラブ（半袖の医療用白衣）を着たまま病院を出て、歩いて数分の場所にある健診センターに入りました。ホテルのフロントのような受付に声をかけて、検査着に着替えます。荷物はロッカーにしまっておけますが、もちろんＰＨＳは持ったままです。

検査は他の健診に来ている一般の方に混じって順番に回っていきます。顔なじみの看護師が忙しい私のことを配慮して、スムーズに検査が済むように手配してくれました。

血圧測定、視力・聴力検査、採血、心電図、レントゲンと進んでいき、残すはオプションでつけた検査のみとなりました。今回は胸部と腹部のＣＴ検査、そして頸動脈の超音波検査を依頼していました。

ＣＴ検査はなにか悪い病気になっても早期発見できるようにと、2年おきに受けることにしていました。また、私は太り気味であるため、脳梗塞のリスクが高いのではないかと考えて、そのリスクを確認するため頸動脈の超音波検査を追加していたのです。

最後に呼ばれたのが超音波検査でした。

担当してくれるのは、お互いの子どもが同じ小学校に通っていたこともあって、仲よくしている臨床検査技師の岡田さんです。緊張することなく検査を受ける台に横になります。

岡田さんが私の首にゼリーを塗り、それから超音波のプローブ（検査器具）を当てていきます。私はボンヤリと薄暗い天井を見上げながら、このあとの予定をどうするか考えていました。

甲状腺に腫瘍の疑いあり

病棟も落ち着いているし、午後からの外来の前に昼ご飯を食べてしまおうかな。

そんな能天気なことを考えていると、岡田さんが表情を変えて話しかけてきました。

「……先生、頸動脈は大丈夫なんですけど、甲状腺がちょっと……。いくつか腫瘍っぽいものが見えます」

「えっ……」

静まり返った検査室。私は驚きのあまり、言葉を失ってすぐに返答することができませんでした。

「この画像、甲状腺の専門の人に見てもらいますね。またあとで連絡します」

そう言われて検査は終わりになりました。検査着からスクラブに着替えて、昼ご飯を食べることもせず、私は緩和ケア病棟に戻りました。このとき、私は上の空でどのように病院に戻ったか覚えていません。


緩和ケア病棟では、待ち構えていた川上さんが声をかけてきます。

「あ、帰ってきた。ちょっと処方で確認したいことがあるんですけど」

やはり、川上さんにどのように返答したか覚えていません。

甲状腺……。

腫瘍……。

……がんってことだろうな。

私はまがりなりにも医師です。甲状腺の腫瘍を診断するのに、超音波検査が最も正確であることくらい知っていました。良性腫瘍の可能性もあるかもしれませんが、いくつも腫瘍があるなんて悪性だろうと覚悟しました。

緩和ケア病棟に戻ってから30分くらい、ボーっと座っていたでしょうか。

PHSが鳴り、午後の外来が始まる連絡がありました。いつもより重い足取りで、外来へ降りるエレベーターを待ちます。

がん……治療はどうなる？

いや、仕事はどうなるんだろう。

家族にはなんて言う？

次から次へと考えなければならないことが頭を駆け巡っていきます。

いつもがん患者さんに対して私が話してきたことが、まさか自分の身に降りかかってくるなんて思ってもみませんでした。患者さんにはこのようにしたらよいというアドバイスが次から次へと思い浮かぶのに、自分のこととなると頭のなかは真っ白でなにも思いつきませんでした。

本当にがんになってしまったのだろうか？
これはなにかの間違いではないか？

その日は仕事も手につかず、早めに自宅へ帰りました。まだなにもわからないため、奥さんに話すこともできません。平静を装い、普段通りに過ごしながらも、頭のなかでは、得体のしれない不安がずっとグルグルと回り続けているのです。

甲状腺に多発する腫瘍が見つかる

腫瘍を専門とする医師に診てもらうも……

健康診断の翌日、岡田さんから電話がかかってきました。

「先生、やはり甲状腺がんが心配なので、しっかり診てもらった方がよいです」

「わかりました。連絡ありがとうございます」

私は、当院の耳鼻咽喉科の部長であり、いつも患者さんのことでお世話になっている藤井正人《まさと》先生に相談しに行きました。

「実は、健診で甲状腺に腫瘍があるかもと言われたのです。診ていただけますか?」

「えっ、先生が!!」

大変驚かれた藤井先生でしたが、突然だったにもかかわらず、その日の外来後に私の甲状腺を診ていただけることになりました。藤井先生はもともと腫瘍がご専門であり、咽頭がんといった耳鼻咽喉科領域のがん患者さんを、一緒に診療してきました。経験豊富な診療内容から私が全幅の信頼を置いている先生です。

一旦、それぞれの業務に戻って外来診療が終わったあと、私は藤井先生を再び訪ねました。スクラブを着たまま、耳鼻咽喉科外来の診察台に横たわります。藤井先生は自ら超音波のプローブを当てて、甲状腺のある喉のあたりを左右から角度を変えて、丁寧に診てくださいました。

「たしかに……。右葉《うよう》と左葉《さよう》、そして峡部《きょうぶ》にもいくつか腫瘍があります。これは生体組織採取検査（以下、生検）しないと……。手術になれば全部取ること（全摘）になるかもしれません」

そうか……やっぱり腫瘍か。

いくつもあるのか。

病気が気になって仕事が手につかない

藤井先生と生検を行う日時の打ち合わせをして、緩和ケア病棟に戻りました。

待ち構えたように川上さんが声をかけてきます。

「あ、どこ行ってたんですか？　908号室の高橋さんがせん妄で落ち着かないんです」

「ごめん、ごめん。いまの時間だと薬を使った方がいいと思う」

夕方になると、せん妄といって時間や場所がわからなくなるなど、混乱してしまう患者さんがいます。夜に眠れず落ち着かないと患者さんもつらいですし、夜勤の看護師さんも大変です。ですから、川上さんは早く私に指示をもらいたかったのでしょう。私は普段通りに患者さんの診察をしてから、お薬の指示を出しました。

ようやく一息つけるようになると、カルテを書きながら、先ほどの耳鼻咽喉科外来での診察を脳裏に浮かべます。

「全摘って言っていたな」

「どこで手術するのがいいんだろう」

「そういえば、甲状腺がんっていろいろな種類があったよな」

さまざまな考えが頭のなかをぐるぐると回り、悶々として仕事がはかどらず、その日は深夜まで病棟に残って、溜まっていた仕事を片付けることになりました。

詳しい診断のために針刺し細胞診《さいぼうしん》を実施する

生検を行う

藤井先生と約束した生検の日がやってきました。

生検というのは生体組織採取検査のことで、腫瘍があると疑われる部位を実際に削り取って、その組織を顕微鏡などで詳しく調べる検査です。腫瘍といっても、いろいろな種類があるので、この検査結果によって診断や治療方針が大きく異なります。つまり、とても大切な検査なのです。

また、生検は採取したい組織がどこにあるかによって検査の方法が異なります。例えば胃や大腸といった消化器系の腫瘍が疑われる場合は、内視鏡検査をしながら生検を行う必要があります。甲状腺は喉元にある臓器なので、その部位を狙ってやや太めの針を刺して細胞を採取するという方法で行われます。これを「針刺し細胞診」といいます。

私自身、この針刺し細胞診を何度か患者さんにしたことがありました。首元のリンパ節が原因不明で腫れていたために、その腫れががんによるものではないかを調べる検査したのです。

外から触って腫れがわかる場合、針を刺すのは、そこまで難しいことではありません。しかし、私の場合は外からは腫れがわからず、超音波で部位をミリ単位で確認しながら刺すため、熟練の技が必要でした。

ただ、そこは経験豊富な藤井先生です。

私は安心しきって、スクラブを着たまま横になり、喉元に消毒液を塗られます。超音波で正確に部位を確認しながら、まず局所麻酔の注射です。最初だけチクっとしますが、そこからは刺されてもなにかで押されているかなくらいの感覚だけです。針刺し細胞診はもとより、この局所麻酔を受けるのも私は初体験です。

藤井先生はいくつかある腫瘍を何度も針で刺して、細胞を採取していきます。甲状腺は右葉、左葉、そして峡部と細かく部位が分かれているからです。針に付着する小さい細胞を採取する検査なので、うまく取れるとも限りません。ですので、少しでも正しく検査結果が出るように、部位を変えて何度も採取を行います。

検査はスムーズに終わり、私はお昼に予定していたカンファレンス（医療スタッフ同士の会議）に向かいました。

このとき、喉元には大きな絆創膏が貼られています。まだ、甲状腺のことは他の誰にも話していなかったため、バレないように仕方なく喉元まで隠せるシャツに着替えたのでした。

生検の結果が気になり気が気じゃない1週間を過ごす

奥さんに病気を伝えることを決心

生検の結果が出るまでは1週間くらいかかります。私はがんであることは覚悟していました。甲状腺にいくつもの腫瘍があるなんて、がん以外にはあり得ません。

ただ、甲状腺がんといっても、いくつかの種類があります。

私はどのタイプなのかがとても気になりました。多くは乳頭がんという進行がゆっくりなタイプなのですが、なかには未分化がんという数カ月で進行してしまうタイプもあります。

もし、未分化がんだったら……。

いきなり余命宣告なんてこともあるかも。

きっと乳頭がんだろうという楽観的な考えと、未分化がんなのではないかという考えが交互に頭のなかを駆け巡り、検査結果が不安で仕方のない1週間を過ごしました。

検査結果は電子カルテで自分でも確認できたため、毎日のようにまだ結果が出ないか、今日も出ないかと確認してしまいました。医師だからといって、冷静でいられるわけではないのです。

ところで、生検を受ける前後も、私の奥さんに腫瘍のことはまだ伝えられていませんでした。ここまで仕事を休まず受診も検査もできていたこともあり、家のなかでは平然としたフリをして普段通りに過ごしていました。でも、結果が出たら、いよいよ治療に向けて具体的に動き出す必要があります。

さすがに奥さんには伝えないわけにはいきません。

今日は帰ったら伝えよう。

このように思うのですが、家に帰っていざ話そうとするとなかなか切り出せないのです。

元・看護師の奥さんとは研修医だったときに出会って結婚しました。その後は家庭に入り、研修や転勤のたびの引越しにもついてきて、一人息子をしっかり育ててくれています。

普段通りの家族の会話をしているときに、「私ががんになった」なんて伝えたらショックを受けるに違いありません。

妻から返ってきた言葉は?

そうこうしているうちに、数日が経過しました。さすがにそろそろ結果も出るだろうからと、子供が寝静まったあと、意を決してこう切り出しました。

「あのさ、この前受けた健康診断だけど、甲状腺が怪しいんだって。それで、耳鼻咽喉科で生検してもらったんだ」

「怪しいって、腫瘍ってこと？　早く検査してもらえてよかったね。でも、がんじゃないかもしれないよね？」

元・看護師の奥さんは、がん患者さんにも多く関わっていたこともあり、私のこれだけの言葉で事情を理解してくれるほど、物分かりがいいのです。

「うーん……甲状腺にいくつも腫瘍だなんて、がん以外には考えられないから」

「いずれにせよ、結果が出たら、ちゃんと診てもらわないとね」

奥さんからの優しい声かけに対して、医師の視点を持つ私は冷静な返答をしました。このやり取りのあと、奥さんは家事をしに台所へ戻っていきました。思っていたよりショックを受けていないようでよかったと思いましたが、実際はどうだったのでしょうか。

私が大袈裟にするのを嫌う性格であることを知って、平静を装ってくれていたのかもしれません。

甲状腺がんになって私が最初にしたこととは？

ついに検査結果が判明する

不安を感じながら毎日のように電子カルテをチェックしていましたが、生検から1週間後、私の検査結果が出ました。
そこには次のように診断されていました。

甲状腺乳頭がん。

「やはり、がんだったか」「(でも)乳頭がんでよかった」。ショックな気持ちもありつつ、未分化がんではなくてよかったというホッとした気持ちも入り混じる、不思議な感覚でした。

さっそく、藤井先生から連絡が入り、耳鼻咽喉科の診察室へ向かいます。

「廣橋先生、やはり甲状腺乳頭がんでした。おそらく全摘になるので、専門的な治療ができる先生に診てもらうことをお勧めします」

甲状腺がんは、胃がんや肺がんといった罹患数の多いがんとは異なり、そこまでメジャーな病気ではありません。甲状腺に関連したホルモンの動きも複雑であり、専門的な治療が必要となります。藤井先生がお勧めされた、日本医科大学内分泌外科教授である杉谷巖《いわお》先生宛の紹介状を受け取り、自宅へ帰って奥さんにも報告しました。

「やっぱり、甲状腺がんだったけど、乳頭がんだからよかった。進行はきっと遅いから大丈夫だよ。日本医大の先生のところに今度、一緒に受診してくれる?」

「そっか。わかってよかったね。日本医大なら近くていいね」

言葉では平静を装っていても、奥さんはやはりがんではない結果を期待していたのかもしれません。ショックな結果だったに違いありませんが、前向きにとらえている私の気持ちを支えてくれて、感謝しかありません。

緩和ケア医が「がん情報サービス」を利用する

前向きな気持ちを持って、すぐに受診しようと日本医科大学附属病院のホームページを調べてみると、どうやら内分泌外科の受診には予約が必要なようでした。やはり専門的な診療科なので、診察できる枠も限られているのでしょう。

受診できるまで2週間ほどの間が空くことがわかりました。

その時間を使って私は甲状腺乳頭がんについて、徹底的に調べていくことにしました。医師ですので、医師国家試験で学ぶくらいの知識はおぼろげには覚えていましたが、いざ自分が当事者になったわけですから、自分なりにしっかりと知識を得てから受診したいと考えたのです。

真っ先に当たったのが、国立がん研究センターが運営する「がん情報サービス」というホームページでした。ここにはあらゆる種類のがんについて、患者さんが見るべき必要十分な情報が網羅されています。病気の種類や進行度ごとの治療法、その合併症から先の見通しまで、私が予習しておきたかったすべてが漏れなく書かれていました。

がんと診断されて治療を開始される予定の方には、他の情報を見る前に、まずこのがん情報サービスを確認されることを私の経験則から強くお勧めします。

インターネット上や書店は、数多くのがん関連の情報であふれかえっています。的確で有益な情報はありますが、そのなかには、正直いって「怪しい……」と思える内容も数多く含まれています。実際、患者さんのなかにはそういった情報に惑わされる方も多くいらっしゃいます。ですから、まずは基本となる正しい情報を確認すべきです。

私は甲状腺乳頭がんの項目を熟読しました。

ほとんどのがんに共通することですが、病気の進行度によって治療法が異なることが書かれていました。実はこの時点で、健康診断で受けたCT検査の結果から他の臓器にまで転移は広がっていないことは確認できていました。ですから、手術で腫瘍は取り切れるだろうと理解していました。あとは腫瘍の大きさや部位などによって、どの範囲まで切除するかが決まるようで、これについては診察を受けてみないとわかりません。

私がとても気になっていたのは、甲状腺をすべて切除するのかどうかでした。藤井先生からはおそらくすべて切除することになると言われていましたが、できれば少しでも残せたらいいなという期待を持っていました。

というのも、甲状腺は甲状腺ホルモンをつくる大切な臓器であり、これがすべて切除されてなくなってしまうと、チラーヂンという甲状腺ホルモンの薬を飲んで補充しなければならなくなります。甲状腺ホルモンをつくる機能は回復することはないので、一生飲み続ける必要があるでしょう。そのため、「できれば避けたいな……」と思っていたのです。

がん情報サービスのサイトを読み進めていくなかで、手術の合併症も気になりました。合併症というのは、手術のミスではなく、どうしても手術する過程で生じてしまうやむを得ないものです。

甲状腺の横には副甲状腺というさらに小さな臓器があるのですが、例えば、ここが一緒に取れてしまう合併症に関する記載がありました。副甲状腺はカルシウムというミネラルの成分に関連する大切な部位のため、取れてしまうと術後にテタニーと呼ばれる低カルシウム血症の症状で痺れなどが出ることがあるとわかりました。これは甲状腺ホルモンと同じように、カルシウムの薬を飲むことで治療はできるはずでした。

そして私が最も気になったのが、術後に生じるかもしれないと記載のあった、反《はん》回神経麻痺《かいしんけいまひ》でした。甲状腺の近くには、反回神経という発声や物の飲み込みに関わる神経が走っています。

手術でどうしてもこの神経が傷つくことがあり、そうなると声を出しにくくなったり、飲食でムセやすくなったりする合併症が生じるのです。私は普段、患者さんとの会話を大切にしている緩和ケア医です。声が出しにくくなるのは困ってしまいます。がん情報サービスを事前に確認したことで、こういった点について診察の際に確認したいと思えたのです。

大学病院を受診
リンパ節転移の恐れも

リンパ節転移で手術の範囲も変わる

日本医大を受診する日がやってきました。

この日は私も外来診療がある日だったのですが、外来の看護師に「家族に付き添う必要があるから早退させて」という大嘘を言って、予約を調整してもらうことにしました。後ろめたい気持ちはありましたが、まだすべてを同僚たちに言うことはできなかったのです。

窓口で手続きをして診察の順番を待ちます。

診察室の入り口の上には電光掲示板があり、呼ばれる順番に予約番号が表示されています。あと3人、2人、1人……私の順番が近づいてくるたびに、緊張が強くなっていきます。

いつもは医師として病院にいる私が、患者になったんだなと感じた瞬間でした。

私の番号が電光掲示板に表示されると、ドアをノックして診察室へ入りました。

「失礼します。よろしくお願いします」

診察室で初めて会った杉谷先生は、スラッとした佇まいでした。必要なことはシンプルに、でも十分に納得いくまで話してくださり、最初の診察だけで、十分に信頼のおける医師であることがわかりました。

杉谷先生は藤井先生が用意してくださった書類に目を通しながら、改めて超音波の検査をしてくださいました。

「なるほど。右葉と左葉、それに峡部にも腫瘍がありますね。あと、気管傍《きかんぼう》リンパ節《せつ》も腫れていて、転移がありそうです」

リンパ節転移。

初めて聞かされたその言葉に衝撃を受けました。

まさしく、私が気にしていた、病気の拡がりに関わる問題です。がん情報サービスには周辺のリンパ節に転移する可能性が記載されていたのです。それによって、手術する範囲が変わってくることもです。

甲状腺は残せないことが判明

杉谷先生は超音波検査を終えた上で、丁寧に説明してくださいました。

「甲状腺乳頭がんで間違いないでしょう。甲状腺の右葉と左葉、それに峡部にも腫瘍があるので、甲状腺は残念ながら全摘になります。それから、気管傍リンパ節も転移が疑わしいので、ここも併せて郭清《かくせい》することになります」

郭清というのは、がんの近くにあるリンパ節を切除することです。がん細胞はリンパ節を経由して拡がっていくので、転移している可能性のあるリンパ節は、すべて郭清する必要があります。

甲状腺を少しでも残せないかと期待していた私の希望は、残念ながら叶いませんでした。

「そうなると、一生、チラーヂンでしょうか？」

「そうですね。チラーヂンは一生飲む必要がありますね」

申し訳なさそうに、杉谷先生はおっしゃいました。少しだけ希望を持っていたけれど、これは仕方ない。覚悟も決まりました。

「先生、手術でお願いします」

「はい。他になにか、気になることはありますか？」

予習で学んだ合併症についての質問を投げかけると、次の回答をいただきました。

「副甲状腺機能は、術後一時的に低下する可能性があります。しっかり血液検査などでチェックしながら診ていきますし、必要であればカルシウム製剤で補充できます。それより反回神経麻痺は心配でしょう。先生は緩和ケアの医師ですので、患者さんとの会話などに影響が出ないかという心配はごもっともです。私たちの施設の手術では、反回神経麻痺を生じる方は少ないですし、できるだけ注意して手術します」

そう言い切っていただいたので、私は安心して先生にすべてお任せすることにしました。

杉谷先生は奥さんにも声をかけてくれました。

「すみません、奥様からはなにかありますか？」

「大丈夫です。よろしくお願いします」

奥さんが頭を下げました。

診察の最初から、杉谷先生は私が医師であることを知っていて、やや専門的な用語を交えての会話をしてきました。奥さんが置き去りになってしまっているのではと杉谷先生は気遣って、再度わかりやすい言葉で説明してくださったのです。

手術日が決まる

2023年5月12日、金曜日。

この日に手術日が決まりました。

診察から約3カ月後くらいでした。

「すみません、大変混んでおりまして……」

「いえいえ、仕方ないですよ。乳頭がんですから、問題ないでしょう。私も外来など勤務の調整をしないといけませんから」

甲状腺がん手術の第一人者、杉谷先生の人気がうかがい知れます。丁寧に対応してくださったお礼を伝えて、診察を終えました。

病院からの帰り道で奥さんと診察時に先生に言われたことを振り返ります。すでに奥さんも杉谷先生のことを、信頼しているようでした。

「いい先生だったね。でも3カ月もほったらかしで大丈夫なの?」

「乳頭がんは進行が遅いっていうから、問題ないだろう」

この日から、手術に向けての準備が始まりました。

特に私が気になっていたのは仕事のことです。

仕事仲間に病気を伝えたら思いがけない反応が返ってきた

手術に向けて仕事の調整をする

当時、私は緩和ケアの外来診療を週4日、そして訪問診療（往診）を週2日担当し、それ以外にも緩和ケア病棟で主治医や指導医として数十人の入院患者さんと関わっていました。

杉谷先生からは入院期間は約1週間という説明を受けていたので、まずその1週間をどうするか考える必要がありました。また、退院後すぐに仕事を再開できるのかも皆目検討がつきませんでした。ただ、お腹や胸の臓器と違って甲状腺であること、また私の仕事は座ってできるため、おそらくは大丈夫であろうと考えていました。考えた末に、私の入院が予想される期間に外来や往診の予約を入れず、その前後に予約を集中させることにしました。

外来の調整をするにあたり、さすがに同僚に自分の状況を伝えなければなりません。私は決意しました。杉谷先生の診察の翌週、緩和ケア外来の看護師たちを集めました。

「皆さんにお話すべきことがあります。実は甲状腺がんが見つかって手術をすることになりました」

「えっ……先生がですか⁉」

皆、驚きを隠せないようでした。

「ちゃんと治るはずだから、心配しないでください。ただ、入院している間など、迷惑をかけてしまうので、よろしくお願いします」

「外来のことは他の先生たちとなんとかやりますから、とにかく先生は自分のことを最優先にしてください」

同僚たちに伝えるまで、正直どんなリアクションをされるか心配でした。仕事に穴を空けてしまうことで同僚や患者さんに迷惑をかけてしまうため、後ろめたい気持ちもありました。おそらく働き世代で手術や入院をしなければいけない方はこのような感情を皆さん抱くのではないでしょうか。

でも、実際には自分が考えているよりも温かい反応をしていただけるものです。私の場合には、先生は働きすぎだから、このようなときくらい休んでくださいといった声もいただきました。心から安心することができた瞬間です。

こうして、入院前後が忙しくなりそうだけれど、患者さんたちへの影響は最小限に抑えられる目処が立ちました。

私は緩和ケア医として、これまでがん患者さんたちと多く関わってきました。ですから、がん治療の流れはおおよそ理解していますし、術後の経過は予想がつきました。それでも仕事への影響については、医療者の立場で想像していた以上の気苦労がありました。

誰にどう伝えたらよいのか悩むところから始まり、いらぬ心配をかけてしまうのではないかと気を遣い、また治療後のことは実際やってみないとわからず不確定要素が大きかったのです。

おそらく、がんと初めて対峙する一般の患者さんだったら、仕事との向き合い方をどうしたらよいかわからないだろうし、なにより不安に違いないと感じました。一人で抱え込んでいてもよいことはありません。誰だって病気になる可能性はあるのです。まず職場で一番信頼のおける人に相談してみるところからはじめてみる。きっと味方になってくれるはずです。

「がん相談支援センター」で悩みや不安を解決する

■入院日も決まり、不安と緊張が高まる

いよいよ入院まで1カ月となった日、入院前の検査がありました。今回は外来の看護師にも正直に伝えていたため、あらかじめ予定を調整して、休みにしてくれました。

朝から血液検査、心電図やレントゲンなど順番に回ります。私は若いときから血圧が高めで、疲れがたまると不整脈が出ることもあると自己申告していたので、循環器内科の診察もありました。手術は全身麻酔ですから、心臓に問題があると手術

にも支障をきたす恐れがあるためです。幸いにも検査の結果、問題なく手術できるというお墨付きをいただきました。

最後に内分泌外科の外来を受診し、体調など問題ないことを確認の上で、入院日は5月9日に決まりました。手術は5月12日ですから、3日前の入院です。入院日が決まったことで、その日に向けてさまざまな準備を進めました。あと1カ月、いよいよという緊張感と不安感が高まってきます。

「がん相談支援センター」で困りごとを相談する

診察を終えたあとに案内されたのが、患者支援センターでした。

患者支援センターは入退院の手続きをサポートするだけでなく、経済的なこと、自宅での介護、福祉制度や施設のことなど、さまざまな相談に乗ってくれるブースを設けています。たいていの大きな病院には窓口が設置されていて、特にがん患者さんに対しては「がん相談支援センター」という名称で、がん患者さんならではの悩みや困りごとに対応しています。

私はがん診療にも多く関わってきた緩和ケア医であり、前述のがん情報サービスなどを通じて、必要な情報を得て、自分なりの解釈ができました。家庭や職場の理解もありました。

でも、一般の患者さんはそうはいきません。正しい情報がわからず、先の見通しも見えず、仕事をどうしたらいいかもわからず、医療費の心配などもあるに違いありません。そして、このような心配ごとを杉谷先生のような主治医にすべて話すこともできないでしょう。

そのような人のために、このがん相談支援センターはあるのです。

詳しくは126ページで後述しますが、現在、がんと診断されたときからさまざまなつらさへの対応が必要と言われています。そして、その最初の窓口となるのは、このがん相談支援センターです。患者さんががんと診断され、これから治療を開始するというとき、おそらく持っているであろうさまざまな不安に対して、この窓口がどのように関わっているか、私は職業上、非常に関心がありました。

患者支援センターで整理券をもらって、待合室で順番を待ちます。

やがて、呼び出されて奥さんと並んで窓口に座ると、看護師の方が応対してくれました。

「廣橋さんは甲状腺がんの手術でご入院ですね」

まずは入院日を再確認し、その上で希望する病室の確認がありました。

私はがん保険に入っていたこともあり、せっかくだから落ち着いた環境で入院生活を過ごしたいと差額ベッド代を支払って個室を利用させてもらうことにしました。部屋の設備などの説明もあり、入院中も心身に余裕があればパソコンでデスクワークをしたいと考えていた私にとって、Wi-Fiを利用できる設備などは満足のいくものでした。

次に、高額療養費制度についての説明を受けました。これは手術代など治療に高額な費用がかかったとき、収入に応じて定められた限度額を超えた分が、後日返金される制度です。事前に申請しておけば、最初から限度額以上に支払う必要もなくなります。医療費が心配な患者さんにとっては、非常に重要な制度です。

「ほかに、困っていることはありませんか？」

最後に患者支援センターの看護師さんは聞いてくれました。

ただ、高額療養費制度の説明などは素晴らしい対応ですが、本来であれば他の困りごとへの配慮も期待したいところです。

この聞き方で一般の患者さんは果たしていろいろな相談ができるのかなというのが正直な感想です。私は医師なので問題はありませんが、おそらく一般の方はなにに困っているのかを的確に言葉にして伝えるのも難しいはずです。治療や合併症、先の見通し、仕事のことなど、その他漠然とした不安は簡単には解決できません（がん相談支援センターの具体的な活用方法は102ページ参照）。

もちろん、これは日本医科大学附属病院が悪いというわけではありません。全国、どの病院でも同じような状況だと思われますし、私が普段勤務している病院も同じです。

がんと診断されたときに、患者さんはさまざまな不安を抱えます。そんな診断時からの不安への対応は、まだまだ不十分であると感じた瞬間でした。

最悪の事態を想定して自分の死を意識する

合併症の不安が頭をよぎる

入院まで残り数日に迫ってきました。この頃になると、手術に伴うさまざまな不安が増してきました。手術をするのは杉谷先生であって、私は麻酔で寝ているだけです。それでも手術中に起こる大きな合併症の心配が湧きました。

私が医師であるが故に、危険な合併症が余計にイメージできてしまうのです。具体的には肺動脈血栓塞栓症《はいどうみゃくけっせんそくせんしょう》や脳梗塞が思い浮かびました。手術中は身体を動かさないで寝ているので、血の塊（血栓）ができやすくなると言われています。その血栓が肺に飛んでしまうと肺動脈血栓塞栓症を引き起こし、血栓が脳に飛んでしまうと脳梗塞を引き起こすという命に関わる重篤な合併症になるのです。

もし、本当に起こってしまったら、急死することもあるし、死ななくても寝たきりになってしまうこともあります。

もちろん、現在の医療では十分に予防処置を講じることはわかっていますし、確率として非常に低いものです。万に一つもないはずです。でも、いざ自分が手術を受けるとなると、その万が一ですら怖くなってしまうのです。

もし死んでしまったら、家族はどうなるのだろう。

寝たきりになったら、生活していけるのだろうか。

そんな不安が脳裏によぎっては消えて、またよぎっては消えての繰り返しで、怖くなってなかなか夜も寝つけないのです。

甲状腺がんの手術は、心臓や肺、そして腹部の手術と比べたら大手術ではないでしょう。なにをそんなにビビっているんだと、他人事だったら私もそう思ったに違いありません。でも、いざ当事者となると、まるで別です。

このときは入院期間中にあるはずの仕事を前倒ししていたので、いつも以上に忙しく過ごしていた日々でもありました。入院前日には夜遅くまで病院に残り、入院中に他の先生たちが困らないように患者さんについての申し送りをまとめたのです。忙しい方が、余計な不安を極力感じなくて済みました。それくらい不安は頭のなかにつきまとっていました。

がん患者であることを世間に公表する

患者として医師として病院を客観的に見つめ直す

入院当日の朝早くから日本医大へ向かいました。入院手続きを済ませ、奥さんと一緒に病室へ向かいます。奥さんとは、病室に着いたところでお別れです。

一人になってから、奥さんが用意してくれた荷物を収納にしまいました。1週間分の衣服をクローゼットに入れて、持参したパソコンなどを机にセッティングします。一息ついたところで、担当の看護師さんが検温にきてくれました。

「本日担当の看護師です。今日はこの検査が予定されています」

体温や血圧を測りながら、今後の予定を教えてくれました。また、浴衣のレンタルや洗濯などについて案内がありました。

やがて夕食が配膳されました。落としても割れないように配慮されているのでしょう。無機質なプラスチックの容器に盛られた健康的な食事です。メニューは薄味の煮魚に野菜の付け合わせ、それに白米にお味噌汁。管理栄養士さんがしっかりと計算して出しているはずです。長く入院している患者さんから、よく病院の食事が美味しくないと聞かされていたのを思い出しました。

「味気ないな……」「はやく退院して、焼肉やラーメンを食べたいなぁ……」

私自身も入院初日にして、そんなことを思ってしまいます。いや、決して病院が悪いのではないのです。あくまで健康を考えて、また限られたコストのなかで、よく考えられた食事が提供されています。

ただ、食事は栄養のバランスだけがすべてではありません。「楽しみ」という観点から、少しはジャンクなものや、味がハッキリしたものが欲しくなるのは当然のことです。患者の視点と医師としての目線が混ざり合って、いろいろと考えてしまっている自分に気づきました。

高血圧に注意が必要な場合、塩分が多いものは許可されないかもしれませんが、海苔の佃煮やふりかけといったご飯のお供になるようなものを患者さんは用意しておいてもよいかもしれません。もちろん、主治医の許可が必要ではあります。

病気のことを公表することに意義を感じる

夕食を食べ終えたあと、私は以前から考えていたことを行動に移しました。

Twitter（現在はX）のアカウントを通じて緩和ケアに関する情報発信をしており、がん患者さんを中心に多くのフォロワーの方がいました。今回の私の病気について公表することにしたのです。

Twitterで公表することには、もちろんためらいもありました。不特定多数の方に知られることを意味します。私が診療している患者さんも知ることになるでしょう。周りからどのような目で見られるだろうかという恐れもありました。ただ、それ以上に、いまの私が発信することになんらかの意義があるのではないかと考えたのです。

私は、これまでがん患者さんの緩和ケアに医師として関わってきました。がん患者さんの気持ちをわかろうと思ってやってきました。でも、本当の気持ちは当事者にならないとわからない……そういう葛藤もありました。だからこそ私が、緩和ケア医ががんになって、治療を受けて感じたことを発信すれば、きっと他のがん患者さんたちの役に立てるのではないかと考えたのです。

がん患者さんのなかには、病気のことを隠して過ごされている方もいらっしゃいます。なかには最期まで知人に伝えずに、お亡くなりになったあとに知らされる。そういったことも少なくありません。

がんであることが知られると、気を遣われてしまう。

仕事に影響が出る。

そんな理由で隠される方がいるのです。

ですが、いまや国民の2人に1人が、一生のうちに一度はがんを経験しています。誰もががんになり得るのです。だからこそ、がんになったことを隠さずに生きていける世のなかであってほしいのです。そんな想いも込めて、私は発信することに決めました。

実際、私は自分ががんになったことを、誰にも隠しませんでした。がんになったことを伝えることで同僚や友人たちからの配慮をいただき、仕事への影響も最低限にでき、自分自身の健康にも配慮して過ごすことができました。

ツイートでは、診断時の衝撃から、入院するまでの葛藤、仕事のやりくり。そして入院して手術を目前に迎えた心境まで、すべて正直に書きました。ツイートをするボタンを押すときは、勇気が要りました。

反響は凄まじいもので、応援や共感のコメントが鳴り止まなくなりました。治療の経過で感じたことを連日のようにツイートし続け、最初のツイートは延べ300万人以上の方の目に触れるほどでした。

なにより私にとって力になったのが、同じ甲状腺がんの体験者の方からのメッセージでした。同じ病気の先輩患者さんたちが、これから予想される困りごとを教えてくださったのです。また、私と同じようにこれから治療に臨まれる方たちからもコメントをたくさんいただき、励まし合うこともできました。

多くの方の役に立ちたいと思っての公表が、むしろ自分自身にとって大きな励みになりました。がん患者仲間同士の支え合いのことをピアサポートと言いますが、私もTwitterを通じてサポートを受けることができました。

緩和ケア医師が
がん手術を受ける

手術に向けて最後の診察を受ける

手術前日には、いくつものイベントがありました。

まずは麻酔科の診察です。手術は全身麻酔で行われるので、それに耐えられる身体かどうかのチェックが行われます。事前に受けた検査で問題ないとはされていましたが、私は心臓のことを少し気にしていたので、麻酔科の担当医師に聞いてみました。

「たまに不整脈が出るくらいは大丈夫ですか？」

「これくらいなら、なんの問題もないですよ。安心してください」

麻酔には詳しくないのですが、この回答によりすっかり安心できました。心配事があるときは、頭のなかでモヤモヤし続けるのではなく、なんでも聞いてみるのが正解です。これは他のがん患者さんにも実践してほしいことです。

診察のあとは内分泌外科の外来診察室で、奥さんと待ち合わせをして、杉谷先生から手術に向けた詳しい説明が行われました。

手術内容はすでに聞いていたので、なんの疑問もありません。心配していた合併症、声がうまく出せなくなる反回神経麻痺に関しても、手術翌日に耳鼻咽喉科で確認の診察があることを教えてくださり安心できました。

続いて、何種類もある同意書に関する説明です。手術の同意書には術中の出血や感染症、その他想定される合併症について記載されています。それ以外にも大量出血した際に受ける輸血や血液製剤に関する同意書、手術中に血栓が生じないよう予防策を受ける同意書、褥瘡《じょくそう》（床ずれ）予防策を受ける同意書、手術台やベッドから落ちないように身体抑制をする同意書など束のように渡されました。

ただ、一般の患者さんからしてみると、いきなり束になった同意書を渡されても、これらがなにを意味しているのかすべてを理解するのは難しいでしょう。病院で治療や予防しても合併症が発症してしまうことは可能性としてゼロではありません。そのため、もし合併症が発症してしまったときに、迅速に対応するために同意書にサインが求められるのです。

やがて手術前夜を迎えました。翌日は朝イチの手術だったので、夕食を最後に口から飲食は禁止になります。ぼんやりテレビやSNSを見て過ごしていたのですが、気持ちが昂ってしまいなかなか落ち着きません。床に就いてみても、なかなか眠れそうにありません。Twitterに手術前夜で眠れない心境などをツイートしたり、夜勤の看護師さんが深夜に見回りに来てくれ言葉を交わしたりしたことで、ようやく眠りにつくことができました。

緩和ケア医師ががんの手術を受ける

手術当日の朝。
早く起きて、シャワーを浴びてから手術衣に着替えます。

弾性ストッキングとT字帯を着衣しました。弾性ストッキングは、手術中に血栓ができないように足を圧迫するストッキングです。T字帯は術後に着脱が簡単にできる、ふんどしのようなものです。

手術を受ける準備を済ますと、いよいよ手術室の入室時間になりました。担当の看護師さんと一緒に歩いて手術室へ向かいます。日本医科大学附属病院は巨大な病院で、手術室の数だけでも何十とあり、設備もとても立派です。そのなかから、予定されていた部屋に入ります。

ここで看護師さん同士の申し送りがあり、担当の看護師さんは帰っていきました。私は手術室の看護師さんに言われたとおり手術台に横になります。

まず、麻酔科の先生に声をかけられ、左腕に点滴のラインを確保します。私の腕は太いので、うまく血管が見つかるか心配だったのですが、問題ありませんでした。一瞬で点滴が入ります。そこから、マスクを装着します。

「ゆっくり深呼吸してください。麻酔のガスが入っていきます。だんだん眠くなりますよ」

そんな声かけに合わせて呼吸したところで、記憶が途切れました。

意識が戻ったときには手術は終わっていました。

第2章

緩和ケア医が
がん治療をはじめる

首元に繋がれるドレーン 手術後、痛みで目が覚める

■術後の記憶はおぼろげだった

手術が終わったあとの最初の記憶は部屋に戻る途中のエレベーターのなかでした。行きと同じ病棟の看護師さんが声をかけてくれました。

「お疲れさまでした。もうすぐ部屋へ戻りますよ」

そんな声かけだったように思いますが、はっきりしません。

次に覚えているのは、部屋に戻って身体の向きを整えてもらったときです。どうやら、このときに看護師さんから私のスマートフォンを受け取って自撮りしたよう

です。しかも家族などに無事を報告しているのですが、そのことはほとんど記憶にありません。無意識に、みんなに無事を伝えたかったのでしょう。

昼頃に手術が終わって、病室へ戻ってからはずっと寝ていましたが、夕方頃に傷の痛みで目が覚めました。

首元にはドレーンというチューブが留置されていました。痛みは一度気になると、ズキズキと強くなってきます。ちょうど夜勤に切り替わるタイミングだったので、看護師さんが見回りにきてくれました。

「傷が痛みますか？　痛み止め使いましょうか？」

「なにが使えます？　ロピオンは先生の指示にありますか？」

「はい。じゃあ、ロピオンを使いましょう」

まだこのタイミングでは、お薬を飲むことはできません。ロピオンというのは点滴で投与できる一般的な痛み止めで、白い色をしているのが特徴です。術後の傷の痛みなどに効きやすいこともあり治療時に患者さんによく使っているため、私から指定してしまいました。

点滴を投与して30分もすると、ズキズキしていた傷の痛みがほとんど気にならなくなりました。患者さんによく使っていた薬が、同じように私にも効いてくれたのが嬉しくなります。

杉谷先生も何度か回診に来てくださいました。手術はうまくいったこと、そして、おそらく心配していた反回神経麻痺も大丈夫なのではないかと教えてくださいました。主治医の細かい声かけが、患者さんにとっていかに大切かを改めて思い知ったのです。

傷の痛みが続いて地獄のようにつらかった深夜

傷が痛むも病院側に遠慮してしまう

手術当日、深夜になりました。

翌朝までベッドから起き上がることはできません。点滴に繋がれ、首元にはドレーンが入り、そして尿を出すための管も留置されたままです。

少しの水を飲むことはできましたが、ほとんど身動きできないので、腰が痛くなってきます。夜勤の看護師さんが、抱き枕を持ってきてくれて、楽な姿勢に整えてくれました。こういった細かい配慮が患者には本当に助かります。

しかし、寝ようと思っていると、また傷の痛みが強くなってきました。ロピオンは投与できる時間の間隔が決まっているため、次に投与してよい時間まで1時間近くありました。看護師さんも心配してくれます。

「先生に相談してみましょうか？」

「いえ、大丈夫ですよ。あと1時間くらいなら待てます」

わざわざ深夜に先生に連絡してもらうのは、迷惑をかけてしまうと思って遠慮したのです。緩和ケア医としての私だったら、そんな我慢しちゃダメだと患者さんに言っているのにです。

患者が医師に気を遣ってしまうという行為を自分自身で体現してしまいました。

1時間が経過し、ロピオンの点滴で痛みは落ち着きました。ようやく眠れるかなと思っても、昼間ずっと寝ていたので、あまり眠くなりません。暇つぶしにスマートフォンでもいじろうかと思っても、ずっと同じ姿勢でいるために、また腰が痛くなってきました。

さまざまな管が入っていて、自分で好き勝手動いて抜けてしまっては一大事です。ナースコールして、看護師さんに身体の向きをまた整えてもらえばいいのですが、さきほどロピオンを点滴してしまったばかり。すぐに呼ぶのも悪いなと思って躊躇《ちゅうちょ》してしまいます。結局、次に看護師さんが見回りにくるときまで、目を瞑って待つことにしました。

ベッドから起き上がることを許されるのは朝6時。それまでの間、腰が痛くて動きたくても動けず、眠ることもできません。ベッドの上で寝たきりの患者さんは、これだけつらいのかと感じながら、朝がくるのをじっと待ちわびる、まるで地獄のような夜の体験でした。

緩和ケア医でも患者になると痛みを我慢してしまう

歩いたり、食事したりすることができるようになる

術後2日目の朝6時に看護師さんは尿を出すための管を抜いてくれ、無事にベッドから起き上がって、部屋のなかを歩くことができるようになりました。

朝ご飯にはお粥をゆっくりとではありましたが、食べることができました。咽《む》せることもなく、心配していた反回神経麻痺も生じていません。この日、午前中には点滴や首元のドレーンも抜けて、どんどん身軽になっていきました。

ただ、傷の痛みはぶり返してきます。今日から、薬を飲むことが許されていたた

め、ロピオンに代わる痛み止めとして、ロキソプロフェンという一般的な痛み止めを飲むことになりました。

午前中に一度もらったのですが、この薬もそんなに長くは効きません。事実、夕方には効果が切れて、また痛くなってきたのです。

ただ、夕方というのは病棟にとって微妙な時間です。おそらく、日勤と夜勤の看護師さんの切り替わりでバタバタしています。そのため、看護師さんが回ってくるまで1時間ほど我慢して待ってしまいました。夕食を持ってきてくれたときに、そういえば……みたいな雰囲気を作って、ロキソプロフェンをもらったのです。

夕食と同時にロキソプロフェンを飲んだら、しっかりと効いてきて楽になりましたが、就寝時間を過ぎて深夜には、また痛みが強くなってきました。それはそうです。夕方に飲んだのですから、深夜には効き目は切れてきます。

このまま眠れないかなと粘ってみたのですが、痛みで眠れそうもありません。1時間ほど迷いに迷って、ついにナースコールを押しました。それを知った看護師さんは、私のことをたしなめるようにこう言います。

「我慢しないで、すぐ呼んでくださいね」

普段、緩和ケア医として私が患者さんたちに言っているセリフです。そのまま私も言われてしまいました。緩和ケア医でも、自分自身が患者になったら、痛みは我慢してしまっていました。いくら我慢しないように言われても、それでも我慢してしまうのが患者なのです。

痛みが出たときの対処方法

それからは行動を改めて、私が患者さんたちにいつも教えている方法を実践するようにしました。

- 痛み出したら、すぐ痛み止めを使用する
- あらかじめ痛みが予想されるときは、前もって予防で使う

看護師さんにも相談して、ロキソプロフェンをあらかじめ1錠置いてもらうようにしました。遠慮せずに、自分のタイミングで飲めるようにするためです。また、寝

る前には痛くなくても飲むことにしました。夜中に痛くて起きることを予防するためです。すると、これ以降は痛みにそこまで困ることなく、入院生活を乗り切ることができました。110ページで述べるように、上記の方法はぜひ他のがん患者さんにも実践してもらいたいことのひとつです。

一生飲み続けなければならない甲状腺ホルモン薬を服用開始

チラーヂンが自分にとっての命綱

手術後すぐ、甲状腺ホルモンを補充する薬、チラーヂンの内服が始まりました。私は甲状腺をすべて切除してしまっているので、もう一生このホルモンを自分の身体でつくることはできません。甲状腺ホルモンが不足すると、元気がなくなってしまい、人は生きていけません。チラーヂンには生涯お世話になるのです。

チラーヂンは人によって必要な量が異なります。今後、定期的に血液検査を受けながら、量を調整していくことになります。災害などが起きて薬が手に入りづらい環境になったときでも不足することのないよう、注意していかなければならないのです。

ところで、手術で最も心配していた反回神経麻痺は問題なかったのですが、もうひとつ懸念していた副甲状腺機能低下症は現実のものとなりました。手術して数日後の採血にて、血液中のカルシウムの値が低いことがわかったのです。薬を飲まないと痺れなどの症状が出る恐れがあります。

副甲状腺機能低下症は、どんなに手術がうまくいったとしても、ある一定の確率で起こることはわかっていましたので、驚きませんでした。ただ、カルシウムを補充するために、さらに2種類の薬を飲むことになったのです。

チラーヂンはまだ小さい錠剤で比較的飲みやすいのですが、このカルシウムの薬が難儀です。細粒《さいりゅう》しかない薬で、しかも1日1回のチラーヂンと違って1日3回。入院中は、薬をしっかり飲んだか看護師さんが確認してくれるからいいですが、退院後が思いやられる……とウンザリしてしまいました。

ただ、この副甲状腺機能低下症は一時的なもので、術後数カ月で回復するだろうと杉谷先生もおっしゃってくださったのが、せめてもの救いでした。

龍角散のど飴とガリガリ君アイスはがん患者におすすめ

喉のヒンヤリ感で痰のからみを解消する

74ページで述べたように、ロキソプロフェンの飲み方を工夫することで、痛みを和らげて楽に過ごすことができるようになりました。ただ、全身麻酔をした影響もあるのでしょう。喉の奥の違和感や、ヒリヒリとしたイヤな感覚がずっと続いていました。喉の炎症のせいか、痰《たん》が絡みやすいのが不快でした。

こういった症状、手術後の方でよく経験します。医師としては「手術したばかりだし仕方ないですね」で済ませてしまうことも多いものです。ただ、実際に経験してみると、それなりにつらく、ストレスを感じます。

このつらさを癒してくれたのが、院内のコンビニエンスストアで手に入れた、「龍角散ののどすっきり飴」と「ガリガリ君」アイスでした。いずれも喉がヒンヤリとスーッとするので、長時間効くわけではありませんが、気分がよくなります。

特にガリガリ君は以前にTwitterでその有用性をアナウンスしたところ多くの方から反響をいただきました。終末期でお別れが迫っている患者さんが、食欲がなくほとんど食べることができないときでも美味しく食べることができる。まさに終末期の患者さんにとって救いの神といえるのです。実際にこれまでご家族を看取られたご遺族から賛同の声や、よいことを知れたという感謝の声、さまざまなエピソードをお聞きしています。

状況は異なりますが、私も身体がつらいとき、ガリガリ君のお世話になったのです。終末期の患者さんだけでなく、手術後の患者さんにとっても救いの神でした。

手術後は15分程度の通勤もできないくらい体力が低下した

無事に退院する

術後の経過も大きな問題はなく、予定通り入院から1週間で無事に退院となりました。退院前日には、荷物を持ち帰ってもらうため、奥さんとの短時間の面会が許されました。久々の感動の再会……というわけでもなく、テキパキと荷物を整理して持ち帰ってくれました。

「傷跡は目立つけど、仕方ないわね。そのまま仕事するの？」

首元の傷は、できるだけ跡が残らないようにシワに沿ってきれいに切ってくれているのですが、しばらくは痛々しくテープを貼ったままで過ごします。次回の外来まではテープはそのままなのです。場所が場所だけに、普通に正面から見たら目立ってしまい、このままだと患者さんたちもビックリしてしまうかもしれません。

「迷うけど、このままでいいかな。別に隠すものでもないし」

甲状腺がんになったことを、誰にも隠す必要はないとTwitterで公表した私です。この傷跡は治療をした証のようなもので、むしろ誇らしいくらいに思っていました。もちろん、患者さんたちをビックリさせるのはよくないですが、聞かれたら正直に説明するつもりでした。

退院翌日からは普通に仕事を再開しました。特に外来と往診の患者さんについては、入院している間に診られなかったので、少なくない患者さんの診察が入っていたのです。

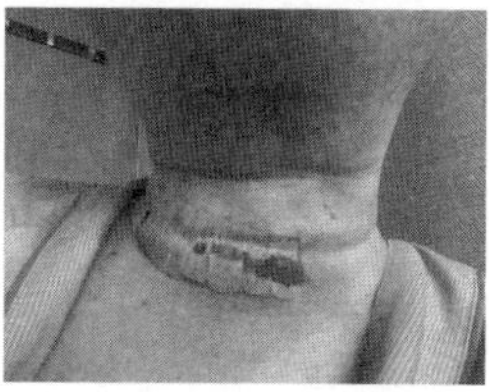

首元に残った手術による傷跡。

手術前後の体調の変化に戸惑う

手術前とあとの違いでまず実感したのは、声が続かないということでした。反回

いと思います。術後は、特に大きな声を出したり、歌を歌ったりすると、神経麻痺は問題なく、声が掠《かす》れるようなことはないのですが、長く話すと疲れてしまって、声が出なくなってしまうのです。特に大きな声を出すと、すぐ疲れてしまいます。

外来患者さんは次から次へと予約されているので、休む間もなく話し続ける必要があります。

「先生、もう大丈夫なんですか？」

「あはは、心配させてすみません。もうこの通り、元気ですよ」

診察と診察の間に、水を飲んだり、龍角散を舐めたりして、患者さんの前では必死に平静を装いますが、話しているだけなのに、喉だけでなく、身体全体も疲れてきます。やはり手術後ということで体力は明らかに低下していました。

普段は15分程度の道のりを歩いて通勤していたのですが、そんな余裕はありません。やむなく病院の行き帰りにタクシーを利用することにしたほどです。

以前だったら家に帰ってから、デスクワークを深夜まで続ける余裕があったのですが、退院後は夕ご飯を食べたらすぐ寝てしまうような生活でした。

「退院してすぐ働くなんて、やっぱり無理だったか」

そんな後悔が、頭のなかをよぎります。

このままではよくないと2日間だけ休みをもらって、しっかりと自宅で静養することにしました。

無理は禁物でした。

退院後の計画もゆとりを持って進めた方が患者さんにとってよい。そのことを、身に沁《し》みて実感したのです。

薬の飲み忘れを防止するためにできること

薬を飲み忘れることがあった

退院して、2週間が過ぎると、少しずつ体力も回復してきました。周りのサポートもあり、仕事は無理せずできるようになっていきました。

仕事に追われる生活を再開させたとき、クローズアップされてきたのが薬の問題です。

チラーヂンなど、朝だけ飲めばよい薬は、自宅で朝食のときに忘れずに飲むことができるのですが、問題は1日3回飲む必要のあるカルシウムの薬です。

医師の仕事は忙しく、昼の休憩時間がほとんど取れないことがあります。私の場合、午前の外来が昼過ぎまで延びて、そのまま午後の往診に出かけるなど、非常にタイトなスケジュールになることがあります。するとつい、昼の薬を飲むのを忘れてしまうのです。昼だけならまだしも、疲れて家に帰ってそのまま寝てしまい、夜の分も忘れてしまったことまでありました。

これはさすがにいけないと反省し、外来の看護師たちに相談したところ、血相を変えて怒られてしまいました。

ただ、この薬の服用回数の問題は、実は私だけのことではありません。緩和ケア外来などに通院されている患者さんでも、よく飲み忘れてしまうことがあります。特に働いていているなど忙しい方に見られます。

スマホのアプリなどを活用して飲み忘れ防止を

飲み忘れないような工夫をすることが大切です。いまではスマートフォンのアプリで、服薬を管理するものもあるので、利用されることをお勧めします。私の場合は、「TickTick」というタスク管理のアプリを使っています。これは服用する時間を改めて設定しておくと、スマートフォンから通知がきます。忘れずに服用できていたか見直すこともできます。皆さんも自分に合ったアプリを探してみてください。

一方で、忙しい患者さんや、飲み忘れの多い高齢の方に、服用回数が多い薬を処方する医師にも問題があるという見方もできます。1日3回飲む薬しか選択肢がないなら仕方ありませんが、例えば緩和ケアでよく用いる医療用麻薬の痛み止めには、ナルサスという1日1回の服用で済む長く効くものもあります。あえて2回、3回と飲むものを選ばなくてもよいのです。

長く続く喉の違和感をマッサージなどで解消する

体調を整えてがんとうまく付き合っていく

退院して1週間もすれば、傷跡の痛みは和らいできました。でも、甲状腺があった部位は硬く腫れが残り、喉が圧迫されるような違和感も変わりません。昼間は仕事などで気が張っているので、気が紛れているのか、そこまで気にならないのですが、夜になると違和感を強く抱きます。

退院するときに、先生方からできるだけ喉元をマッサージするように指導されていました。仕事が忙しいとつい怠けてしまうのですが、できるだけ朝と夜にマッサージを続けました。

私が実践していたマッサージは、創部の硬くなったところを指で摘んで、まず上下にゆっくりと30秒ほど繰り返し動かします。次は左右に同じく30秒ほど動かします。それが終わったら、今度は円を描くように右回転で30秒ほど動かして、最後に左回転でもう30秒ほど動かします。

わずか2~3分で済むマッサージですが、朝と夜、例えばお風呂のあとなど決まった時間に、毎日忘れずに行うようにしました。

声を出すことも大切にしました。退院後、外来では声が長い時間は続きませんでしたし、大声で歌えない自分に気づきショックも受けました。でも、声を出すことがリハビリになると実感し、少しずつ人前で話す機会を増やしていきました。

例えば、Voicyという音声配信のSNSで、毎日緩和ケアに関する情報を配信するようになりました。これは毎朝10分程度話すことになるので、とてもよいリハビリになっています。

手術などの治療を受けると、元気だった頃の自分に戻れるわけではありません。なにかしらの違いはあるでしょう。もちろん、新しい自分に慣れていくことも大切ですが、少しでも体調を整えて、うまくがんと付き合っていくためにできることを続けていくことが大切だと感じました。

これから数十年と続く再発の恐怖に付き合っていく

外来診察でわかったこととは？

退院して3週間が経過し、術後初めての杉谷先生の外来診察日がやってきました。

この日は仕事を休んで、奥さんと一緒に受診しました。

「退院してから体調はいかがですか？」

「いきなり仕事復帰したので、それなりに大変でした」

「先生はなかなか休めませんものね」

傷跡に貼っていたテープをすべて剥がしていただき、それから手術所見の報告を受けました。やはり気管傍のリンパ節には転移が見られたなど、術前の見立ての通りでした。

また、採血ではチラーヂンを飲んでいるものの、甲状腺ホルモンが不足気味であることがわかりました。甲状腺機能低下症になると、身体は疲れやすくなります。チラーヂンの必要量は人によって違うこと、私も患者さんを通じて理解していましたので、杉谷先生からの指示通りに増量してもらいました。今後、定期的に採血してチェックしていくことになります。

最後に杉谷先生から今後について話がありました。

「甲状腺乳頭がんは経過の長い病気です。だいぶあとになってから再発することもあるので、数十年という長い付き合いになると思ってください」

「そうですよね。これから長く、よろしくお願いします」

甲状腺乳頭がんは進行が遅い病気です。他のがんと違って、数年で再発という確率は低めかもしれません。でも、いずれ頸部のリンパ節や、肺に転移してくることは十分に考えられます。そんな再発への不安と、数十年という長い間付き合っていく必要があります。チラーヂンも一生飲まなければなりません。

「がんは治った」と思える日は来ないかもしれません。一生、付き合っていくものなのでしょう。

がんと長く付き合って「生きる」ことを改めて決意した、そんな節目の日となりました。

第3章

がんになってわかった7つのこと

①がんになると怪しい助言をしてくる人が多くなる

■科学的根拠のない話が回ってくる

私自身が患者を体験したことでたくさんの気づきがありました。本章では、がん患者さんやそのご家族に知っておいてもらいたいことを7つのポイントとして、特にがんが発覚した初期の段階に絞ってお話ししていきます。

私がTwitterを通じて甲状腺がんを公表したとき、実に多くの方が個人的に連絡をくださいました。もちろん、純粋な励ましの連絡が多かったのですが、なかにはいらぬ助言をしてくる人もいたのが事実です。

「甲状腺がんは治療しない方がよい」
「食事療法をした方がよい」
「よく効くサプリメントを紹介したい」
「コロナワクチンは打たない方がよい」

こういった科学的根拠のない助言には耳を貸しませんでした。私が信じたのは先述の「がん情報サービス」に記載されている、科学的根拠の高い情報のみです。

これまでがん患者さんから聞かされていた、がんと明かすと怪しい情報を送ってくる人がいるという話が真実であったことに衝撃を受けました。

皆さんに知っておいてほしいこと

どの情報が正しいと確信を持てる人でなければ、さまざまな情報が入ってくるなかでなにを信じたらよいかわからなくなり、戸惑われることもあるでしょう。

実際、私が診ている患者さんのなかにも、偏った食事療法を信じてしまい、体調を崩してしまった方など、さまざまな方がいらっしゃいました。糖質ががん細胞を増殖させるので、断食をしたらがんは死滅するという情報を信じてしまい、患者さん自身が衰弱してしまった方。四つ足の動物を食べるとよくないという情報を信じて、牛肉や豚肉を一切食べず、ずっと味気ない食生活を続けて抑うつになってしまった方。例を出したらキリがありませんが、怪しい情報に騙されて、かえって体調を崩してしまっては、がんとうまく付き合って生きていけるわけがありません。

これは患者さんだけではありません。ご家族がなんとか患者さんの病気をよくしたいと思って、根拠のない健康食品や生活習慣を患者さんに勧めてしまうこともあります。その結果、残念なことに最終的に健康に害が出て、命を縮めることになってしまうような方もいらっしゃるのです。

ただ、怪しい情報を伝えてくる人たちというのは、その大半は悪気があってではなく、よかれと思って自身が信じていることを伝えてくれているようです。だから、タチが悪いとも言えます。

がんは生死に関わる病気だからこそ、主治医からの情報や「がん情報サービス（98ページ参照）」を信じるのが基本の姿勢として望ましいです。それ以外の怪しい情報を伝えてきた友人には、その気持ちだけお礼を伝えてやり過ごすのが吉です。

②がん情報サービスの正しい情報が身を助けてくれる

緩和ケア医師にも役立った情報サイト

がんと診断されたときに患者さんが知りたい情報は、治療内容と合併症、そしてこれからどうなっていくかということでしょう。

私が甲状腺がんと診断されたとき、真っ先に目を通したのが先述の「がん情報サービス（https://ganjoho.jp/）」でした。

私はここで得た情報をもとに、主治医に確認したい内容を整理して、診察に臨むことができました。想定される治療期間などの情報によって、仕事をどれくらい休めばよいのかといった準備もしやすくなりました。また、治療後に生じる合併症などの情報により、生活への影響もイメージすることができ、正しい情報が身を助けてくれると実感できたのです。

皆さんに知っておいてほしいこと

がん情報サービスにはあらゆる種類のがんに関して、患者さんが知っておくべき基本的な情報が網羅されています。こちらの内容はすべて科学的根拠に基づいたものだけが記載されており、基本的には誤りはないと考えられます。すべての患者さんがこちらの情報を確認すべきでしょう。

ただし、インターネットには、がんに関する情報が無数に散らばっています。一般の人には、どれが正しい情報なのかわかりにくいものです。がん情報サービスを知らなければ、患者さんが正しい情報に辿り着くのは難しいでしょう。そして、実際にはあまり知られていないという実態があります

がん患者さんが不安を抱える最大の原因は、先々の見通しがよくわからないこと

だと考えられます。もちろん治療をしながら、不確定な見通しもあるでしょう。ただ、そのなかでも治療の内容や予想される合併症、再発の可能性、予想される予後など、がん情報サービスに記載されている多くの正しい情報は、漠然とした不安を解消し、これから歩んでいく方角を灯してくれる道標となってくれます。

例えば日本人に多いがんのひとつである、大腸がんの手術を終えたあとについての記載を見てみましょう。

手術後の再発を防ぐ目的で、それなりに進行していたことを示すステージⅢであった患者さん、またはステージⅡでも再発の可能性が高いと考えられた患者さんの場合に、補助化学療法（抗がん剤治療）を行うことが推奨されていると記載されています。これは抗がん剤を内服または点滴、もしくはその併用で行うもので、3〜6カ月行うことが一般的とされています。

逆にこれより進行していない場合は、術後の補助治療は不要であるということです。手術の前にどれくらいのステージであるか予想はされているので、術後の治療についてもイメージはしやすいでしょう。抗がん剤についても、使用する薬剤によって副作用は異なりますが、脱毛や吐き気、手先の痺れなどに注意が必要であるといった情報まで網羅されています。

もちろん、つらい情報が含まれることもあり、その情報をどう解釈すべきかについては、主治医に相談することが大切です。

③がんと診断されたときこそ緩和ケアのサポートが必要

一般のがん患者さんは戸惑うことが多いはず

甲状腺がんと診断され、入院予約をするために患者支援センターを訪れたときのことを47ページで述べました。ここで、困りごとへのなんらかの配慮があるかなと期待していたのですが、残念ながら「ほかに、なにか困っていることはありませんか」の一言で終わってしまいました。

私はがん治療に関わる医師として、自分の困りごとがなんなのかを自分で整理できていました。うまく情報を集めて、理解ある同僚たちのおかげで、自分で解決できる目処が立ちました。だから、特にこれで問題はありません。

ですが、がんと診断されたばかりの患者さんは、自分自身がなにに困っているかも、うまく心のなかで整理できないでいます。治療に向けて、これからなにをすべきかわからないままの方もいるでしょう。

これまでがんと無縁だった一般の患者さんにとっては、自分で適切な情報にあたり、周囲の人たちに相談していくこと自体が非常に難しいことなのです。

しかし、本来は、どうしたらよいかわからないという困りごとでさえ、患者さんから声を上げなくても、自然に病院で支援を受けられるべきです。

皆さんに知っておいてほしいこと

緩和ケアは終末期の患者さんが受けるもの、強い痛みのある人が受けるものといった誤解をされることがあります。がんと診断されたばかりの患者さんにとっては、無縁のものと感じているかもしれません。

でも、実際は違います。詳細は126ページで述べますが、がん患者さんのさまざまなつらさ、困りごとに対して関わるのが緩和ケアです。つまり、病気の時期は関係ないのです。診断されたばかりの困りごとも、自分一人で悩むのではなく、病院で解決するために緩和ケアを受けるべきです。

がんと診断され治療に臨まれる患者さんが抱える困りごとは、ざっと考えても以下のようなものがあると考えられます。

- 治療の効果や予後に関すること
- 病気や治療に伴う痛み、その他の症状
- がん治療（手術、化学療法、放射線療法など）による副作用
- 職場や学校での長期間の休暇
- がんと診断されたことによる気持ちのつらさ
- 家族への心配とその将来に対する不安（子供の世話、配偶者への影響など）
- 医療費の支払い、失業や休業に伴う収入減少
- 治療や病気に伴う身体的変化（外見の変化、体重の増減など）
- がん治療が日常生活へ与える影響

- 社会的なサポートを受ける方法
- 食事や運動の工夫
- 死に関わること

これら、すべてが緩和ケアの対象です。

例えば、私が知っている方のなかに大腸がんと診断された50代の女性がいました。彼女は健康診断で便に血が混じっていることをきっかけに病気がわかり、手術を受ける必要がありました。さらに手術で治せる可能性が高いとは言われたものの、もしかしたら人工肛門を造る必要があるかもしれないこと、術後に抗がん剤治療を行う必要があることの説明を医師から受けました。

彼女は長く勤め上げた会社の経理を担当していて、数年後に退職を考えてはいたものの、仕事の整理や引き継ぎはなにもできていませんでした。人工肛門になって、抗がん剤をしながら仕事はできるのだろうか、身体への負担はどれくらいなのだろうか、医療費はどれくらいかかるのだろうか、会社の人たちになんて言おうか。彼女の頭のなかは「どうしたらよいのだろう」で埋め尽くされてしまいました。こんな彼女に必要なのが緩和ケアなのです。

ただ、病気が進行したときには、自然と医療者から緩和ケアを勧められるかもしれませんが、がんと診断されたばかりには、積極的に病院から緩和ケアを名指しで勧められることは少ないのが現実です。診断時であっても、がん患者さんはさまざまな困りごとを抱えていますが、どうしてもそこに着目できる医療者は多くはないのです。患者さんたちも、誰とも相談できないまま、なんとかやり過ごしてしまっています。

その診断時からの緩和ケアに関して、最初の担い手となるのが、がん診療連携拠点病院に設置されている、先述のがん相談支援センターです。がん治療を行なっている大きな病院には、必ずこの窓口が設置されていますので、ぜひ探してみてください。

がん相談支援センターには、がんに詳しい専門の看護師や、医療相談員が配置されています。ここで相談する内容はどんな些細なことでも構いません。身体のこと以外でも、気持ちのこと、仕事やお金のこと、先々への不安、なんでも気がかりになっていることをお話できます。必要であれば、がん治療を担当している主治医だけでなく、緩和ケアの専門家、院外の医療者などとも連携して、対策を練ってくれるでしょう。なにか具体的な相談の内容が決まっていればもちろんよいですが、なにに困っているかわからないけれど漠然と不安で話を聞いてもらうというだけでも構いません。そこまで大袈裟にしたくない場合でも、気軽に相談相手になってもらうこともできます。

そもそも緩和ケアは私のような緩和ケア医による診察がすべてではありません。つらいことや困っていることに対するサポート全般が緩和ケアです。がん相談支援センターには専門的な相談ができる看護師や医療ソーシャルワーカーがいますので、困りごとの内容によって適切な人が相談に乗ってくださいます。主治医に確認した方がよい場合は、間を取り持ってくれますし、緩和ケア医による診察が望ましい場合は案内してくれるはずです。

また、がん相談支援センターでなくても、治療で関わる場所で医療者が相談に乗ってくれることも、立派な緩和ケアです。入院される方は、その病棟の看護師。外来で抗がん剤治療を受ける方は、点滴を担当する看護師や薬剤師。そういった人たちに相談してみるところから緩和ケアを始めてみてもよいでしょう。
ぜひ、このがん相談支援センターから緩和ケア、困りごとの相談をしてください。

④痛みは絶対に我慢すべきではない

患者さんはどうしても痛みを我慢してしまう

私は普段から、緩和ケア医師として患者さんたちに痛みは我慢しないこと、痛み出したらすぐに痛み止めを使いましょうと繰り返しお話ししています。それにもかかわらず、患者になった途端、痛みを我慢してしまっている自分がいました（72ページ参照）。痛みを我慢した背景には、大きく2つのことが関係していると自己分析しています。

まずひとつ目は、そもそも日本人は痛みを我慢しやすい人種であるということです。アメリカの病院で勤務された経験のある医師に話を聞くと、海外の人はとにかく痛みを我慢せず、少しでも痛かったらすぐ対処してほしいと求めるとのことです。一方、日本人は小さい頃から「それくらい我慢しなさい」と言われて育てられたような、いわゆる我慢が美徳という面が関係しているのでしょう。

2つ目は痛み止めの薬を申し出ないともらえないという問題です。もし痛みを発症した時点で手元に痛み止めがあったら、私はあんなふうに我慢せずに飲んでいたと思うのです。ただ、入院すると頓服（臨時で追加する）薬は看護師さんに言わないともらえません。私だけではなく、看護師さんを呼んでまで薬が欲しいと希望するのは……という遠慮が働いてしまう方は少なくないでしょう。

皆さんに知っておいてほしいこと

痛みを我慢してしまう人は多いでしょう。痛み止めを飲まずに済むなら、その方がよいと考える気持ちも理解できます。でも、あらかじめ痛み止めを飲んでよい間隔を医師は定めており、そのルールを守って飲む分には問題ないのです。

痛みを我慢する時間は人生において損失です。痛みを我慢しているときは、やりたいことに全力投球できません。精神的にもイライラしやすくなります。百害あって一利なしです。

痛みを和らげる目的は、ただ楽に過ごすことだけではないのです。痛みを早く和らげることで、やりたいことがしっかりできるようにするためです。よい生活を送るようにするのです。人生において、時間は限りがあります。その時間を無駄にしないために、痛みの我慢は禁物です。

薬を医師から処方されている方は、痛いときにはすぐに飲むようにしましょう。痛み止めをもらっていない方は、すぐ医師に相談してください。

また、2つ目の問題の解決方法は簡単で、事前に1回分だけ先にもらっておけばいいのです。痛くなったときにすぐ飲みたいからと話せば、処方してもらえることが多いはずです。

痛みは、身体が発している危険信号です。特に新しい部位の痛みが出てきたときは、身体で別のなにかが起こっているサインかもしれません。その場合は医師にすぐ相談してください。痛みをやり過ごさないでください。

⑤痛み止めを使うタイミングで身体をグッと楽にできる

痛いときに飲めるようにしておく

甲状腺がんの手術を受けたあと、傷が痛くてつらいときがありました。ロキソプロフェンという痛み止めを飲むと効いてはくるのですが、それでも効くまでに30〜60分程度はかかりました。飲むタイミングが遅いと、それだけ我慢をしなくてはならない時間が長くなってしまいます。

74ページに述べた方法を使って、私は看護師さんに相談して、痛いときにすぐ飲めるように1回分だけ先に置いておいてもらうことにしました。そうすることで、痛み出したらすぐ飲むことができて、痛みを我慢する時間が短くなりました。

また、夜中に痛みで目が覚めることもありました。このときは、予防の意味合いも兼ねて寝る前に必ず1錠飲むようにしました。こうして、夜中の痛みを防ぐことができて、熟睡できるようにもなったのです。

皆さんに知っておいてほしいこと

痛みの治療は火事に例えて考えるとわかりやすいです。
皆さんは火事が起こったら、すぐに水をかけようとしますよね。すぐに消防車を呼ぶはずでしょう。痛みは火事と同じです。火事が生じたら、すぐに水をかけるのと同じように、痛みが生じたらすぐ痛み止めを使った方がいいのです。すぐに水をかければボヤ（軽い痛み）で済むはずです。（図3―1参照）
しかし、患者さんの多くは、痛みの場合はボヤで済まそうとせずに、水をかけずにジっと我慢してしまうのです。それでは火の手は燃え広がって、痛みを鎮火するのにも時間がかかってしまいます。

図3-1　レスキューを使うタイミング①

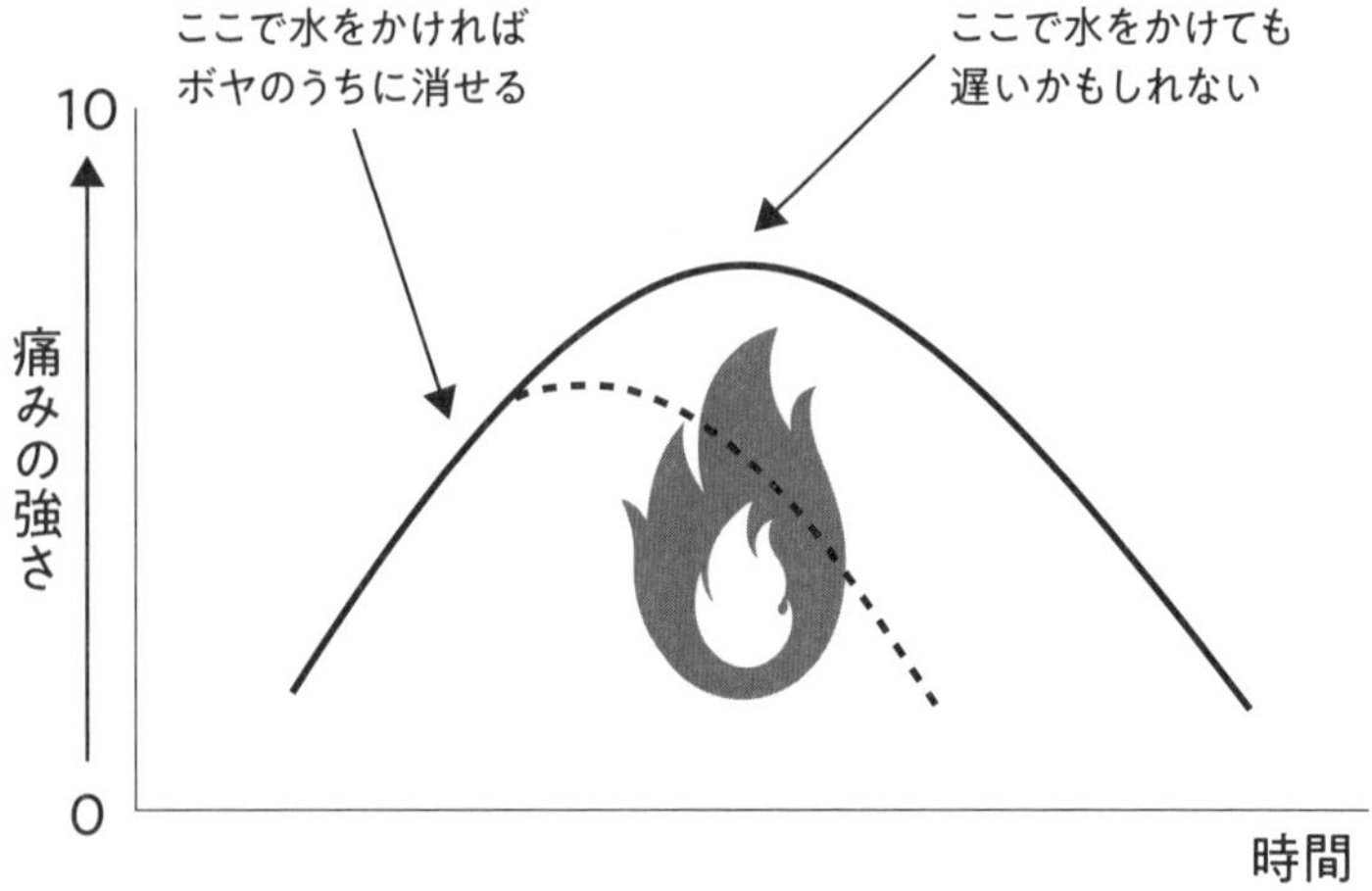

図3-2　レスキューを使うタイミング②

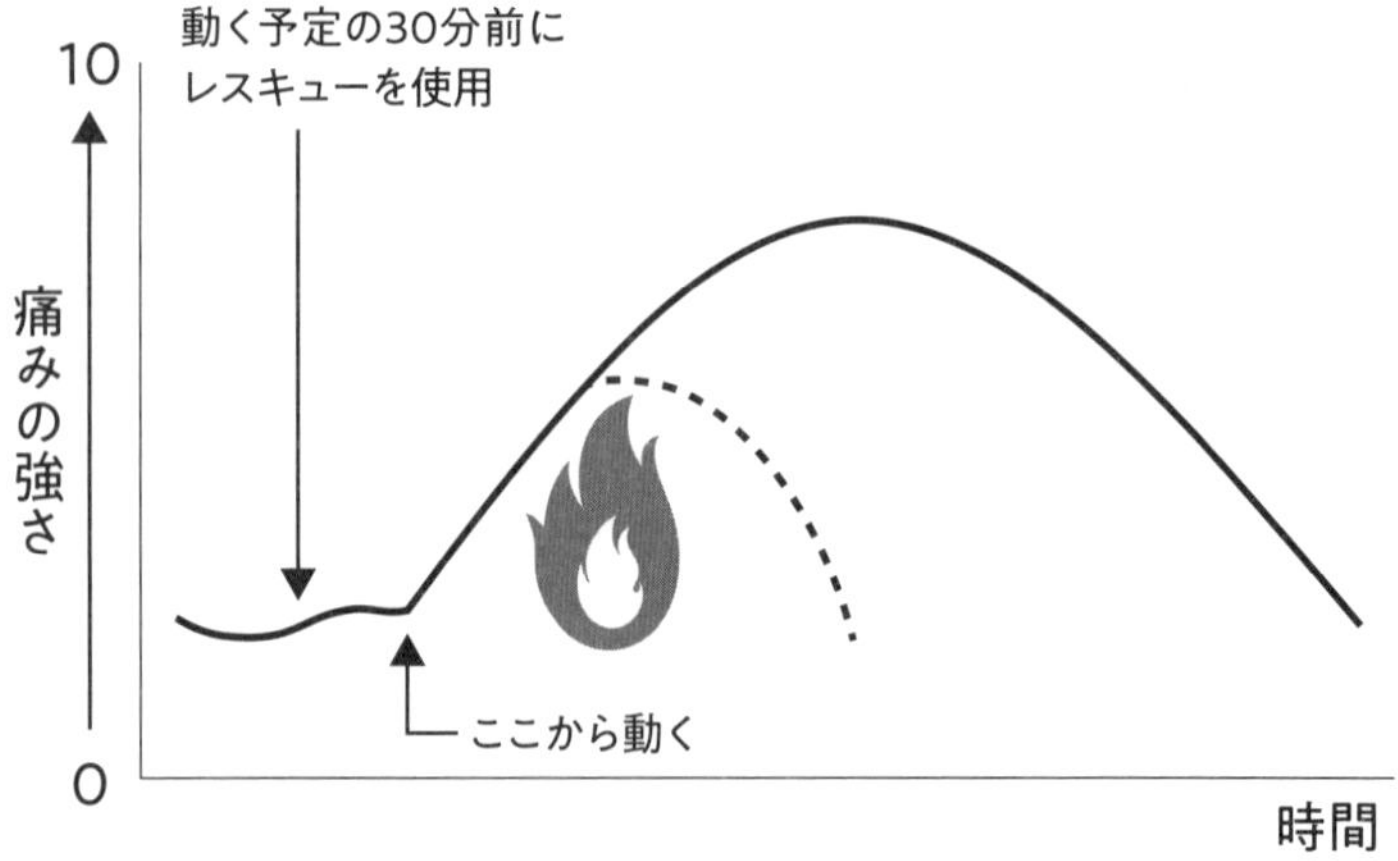

火の手がボヤで終わる→楽に動ける

ですから、大切なのは痛み止めを使うタイミングです。火事と同じように、ボヤで済ますように痛み出したらすぐに使用しましょう。

また、痛みの対処への応用編に痛みを予防するという考え方があります。

これから痛みが予想されるタイミングで、前もって痛み止めを飲んでおくのです。

例えば、腰が悪い方は外出して歩いていると痛くなるかもしれません。そういった場合は、外出の前に前もって痛み止めを飲んでおくとよいでしょう。こうすることで火事が起こっても最小限で済み、そしてなによりやりたいことを痛みなくできるようになるのです（図3－2参照）。

緩和ケア病棟では、痛み止めの予防的な使用に力を入れています。食事の前、リハビリの前、入浴の前、面会の前など、とにかく痛くなりそうなタイミングがあれば、その前に痛み止めを使用しています。痛みを和らげるのは、よりよい生活を送るためなのです。

一般的に医療用麻薬のレスキュー（頓用）で用いられる薬、具体的にはオプソ、オキノーム、ナルラピドといったものが有名ですが、これらは30分前に服用するとよいでしょう。

⑥がん患者の身体には「体力温存療法」が有効

体力の低下は避けられない

甲状腺がんの手術で1週間近く入院することになったとき、仕事への影響はできるだけ最小限にしたいと考えていました。それには、退院後すぐに仕事へ復帰する必要がありました。外来診察などは座ってできる仕事なので、なんとかなるのではないかと楽観的に考えていました。

ただ、いざ復帰してみると、以前の自分とは大違い。長く話しているだけで疲れてきて、歩いての通勤すらつらく感じてしまい、夜はただひたすら寝て過ごすことになりました。明らかに治療を通じて、体力が低下してしまっていたのです。最終的には身体が持たず、お休みをいただく羽目になり、かえって同僚たちに迷惑をかけてしまいました。

がん治療、そしてがんの進行は、身体から体力を奪います。がん治療は正常な細胞にも影響を及ぼしますし、進行してくるとがん細胞が身体のエネルギーを浪費するのです。どうしても、以前の元気だった自分と比べると、体力が低下することは避けられません。この体力低下について、患者さんたちには常に話していたにもかかわらず、自分のこととなると過信してしまったのです。体力低下を見越して、いろいろとゆとりをもって考えておく必要がありました。

皆さんに知っておいてほしいこと

体力が低下しているとき、大切なのはその低下した体力をどう使うかです。ここで私が紹介するのは、体力を温存、配分する「体力温存療法」という考え方です。

赤ちゃんを思い浮かべてみてください。赤ちゃんは昼寝をいっぱいします。なぜかというと、赤ちゃんは体力がないので、昼寝をしなければ活動していけないのです。でも、起きているときはすごく元気ですよね。がん患者さんもその方法を真似するのです。1日中フルで元気に活動する体力がないのなら、赤ちゃんの昼寝と同じように意識して休む時間をとることが必要なのです。

体力温存療法を実行に移すときは、まず時計を見ます。そして、1日のなかでも、午前中は元気に過ごせているなら、午後に少し休む時間をとるようにするのです。もちろんその逆でもよいでしょう。

次にカレンダーを見ます。1週間のうち、例えば週末にお出かけをする人の場合は、平日は追加の予定を入れずに無理なく過ごします。

このようにがんばる時間帯と、無理しないで過ごす時間帯を意識して日々を過ごすのです。1日中がんばろうとすると、体力が持たず、結果的に本来やりたいこともできず中途半端になってしまいます。

「何事も戦略的に、体力は計画的に」です。

⑦再発の恐怖と向き合うために心まで「病人」になってはいけない

転移の場所によっては手術で治せないことも

私の甲状腺がんは周辺のリンパ節まで転移して拡がってはいたものの、一応手術ですべて取り切って、あとはホルモン剤を飲みながらの経過観察となりました。病気の特徴から数十年単位で再発する可能性は否定できません。頸部の周囲にあるリンパ節や肺に転移することがあると言われています。

肺などに転移してしまった場合、手術で治すことはできないでしょう。抗がん剤治療になると思われます。がんの種類によっても異なりますが、一般的には他の臓器に転移してしまうということは、がん細胞が血流にのって散らばってしまったことを意味します。転移した場所だけ手術しても、すべてを消滅させたことにはならないのです。そうなってくると、余命についても意識しなくてはならなくなります。

実際に、自分と同じ病気の患者さんを、緩和ケア医の立場で何人も診てきました。だいたいが転移・再発を経験されている方です。どのような病気の方でも、分け隔てなく全力投球で必要な緩和ケアを行っているつもりですが、どうしても同じ病気の方の場合は、将来の自分の姿なのではないか。そのような想いが心の底で少しだけ芽生えてきてしまいます。

この恐怖と私は数十年間、いや一生向き合っていくのです。

皆さんに知っておいてほしいこと

がん患者にとって、再発・進行との恐怖から完全に逃れることは難しいでしょう。ただ、ずっと怯えて過ごすのも、あまりよいことではありません。人は病気のことばかり考えていると、本当に心まで病人になってしまいます。

がんと一生付き合っていくことを考えたとき、もし心まで病人になってしまったら、一生あなたはその状態で過ごすことになります。

しかし、病人である前に、あなたは一人の人間です。

人間としてどう生きたいのか。

なにをして生きていきたいのか。

こういったことを自問自答しながら、やりたいことをして、生活を送る人間であってほしいのです。


私が患者さんたちに勧めている、心の持ちようについてお話しします。だいたいがん治療において医師の診察は定期的にあるはずです。検査があるかもしれません。

1カ月おきの方もいれば、3カ月おき、半年おきの方もいるでしょう。その診察のタイミングでは、病気と向き合うことになります。

診察で特に問題なしということになれば、次の診察のタイミングまで自分なりの目標を立ててください。医師からなにか指示があった場合、それをどう生活に活かすか考えてみてください。

例えば私で言えばできるだけカルシウムを摂取するなどがあります。小腹が空いたときにはカルシウムが多いとされる小魚を意識的に食べてみたり、朝ごはんの買い物でカルシウムが多く含まれていると表示されている牛乳やヨーグルトを選んでみたり、ちょっとしたことでできることを取り入れます。ただ、毎日義務的にするとストレスになるので、あくまで思いついたときだけにしています。

特に指示がない場合は、病気に関係のない生活のこと、やりたいことでも構いません。次までにもっと体力がつくように、こういったことを生活に取り入れるといった、なんでもよいのでなにか目標を決めるとよいでしょう。

目標を決めたら、次の診察までの間はその目標を達成できるように、前向きなことに焦点を当てて過ごすのです。

このような考え方をすることによって、「再発したらどうしよう……」という後ろ向きではなく、前向きな生活に焦点を当てて過ごせることができます。

再発や進行の恐怖と向き合っているのはあなただけではありません。

がん患者さんは皆一緒です。

あなたは一人ではありません。
このことも、きっと力になってくれるはずです。

第4章

診断時&早期から がん治療と緩和ケアを同時に行う

がん患者が知っておくべき4つのつらさとは？

身体的な痛みは診断時から発生することも

第1章から第3章までは私の患者としての体験とそこから医師として気付いたことを中心に述べてきました。おそらく本書を読まれている方は私と同じようながん患者さん、もしくはそのご家族という方が多いはずです。

第2章でも述べた通り、がんとは長い付き合いになっていくことになるでしょう。

本章ではがん治療を進めていく上で知っておいてもらいたいことを、これまでの私の知識と経験をもとにお話しさせていただきます。

まず、がん患者さんは病気の時期を問わず、さまざまなつらさを抱えています。

例えば、進行肺がんの患者さんに「つらいところはないですか」と尋ねると、息苦しさを訴えることでしょう。ただ、それだけではなく長期の治療を要することで、仕事や経済面での不安も抱えることも珍しくありません。仮に治療で息苦しさを緩和できたとしても、仕事やお金のことで不安な状態が続けば、がん患者さんは心から安心することはできないでしょう。

このように、がんのつらさは一般的に4つに分類されます。（図4―1参照）

- 身体的な問題
- 精神的な問題
- 社会的な問題
- スピリチュアルな問題

例えば身体的な問題はこれらのなかでもクローズアップされやすい症状でしょう。

図4-1　４種類のつらさ

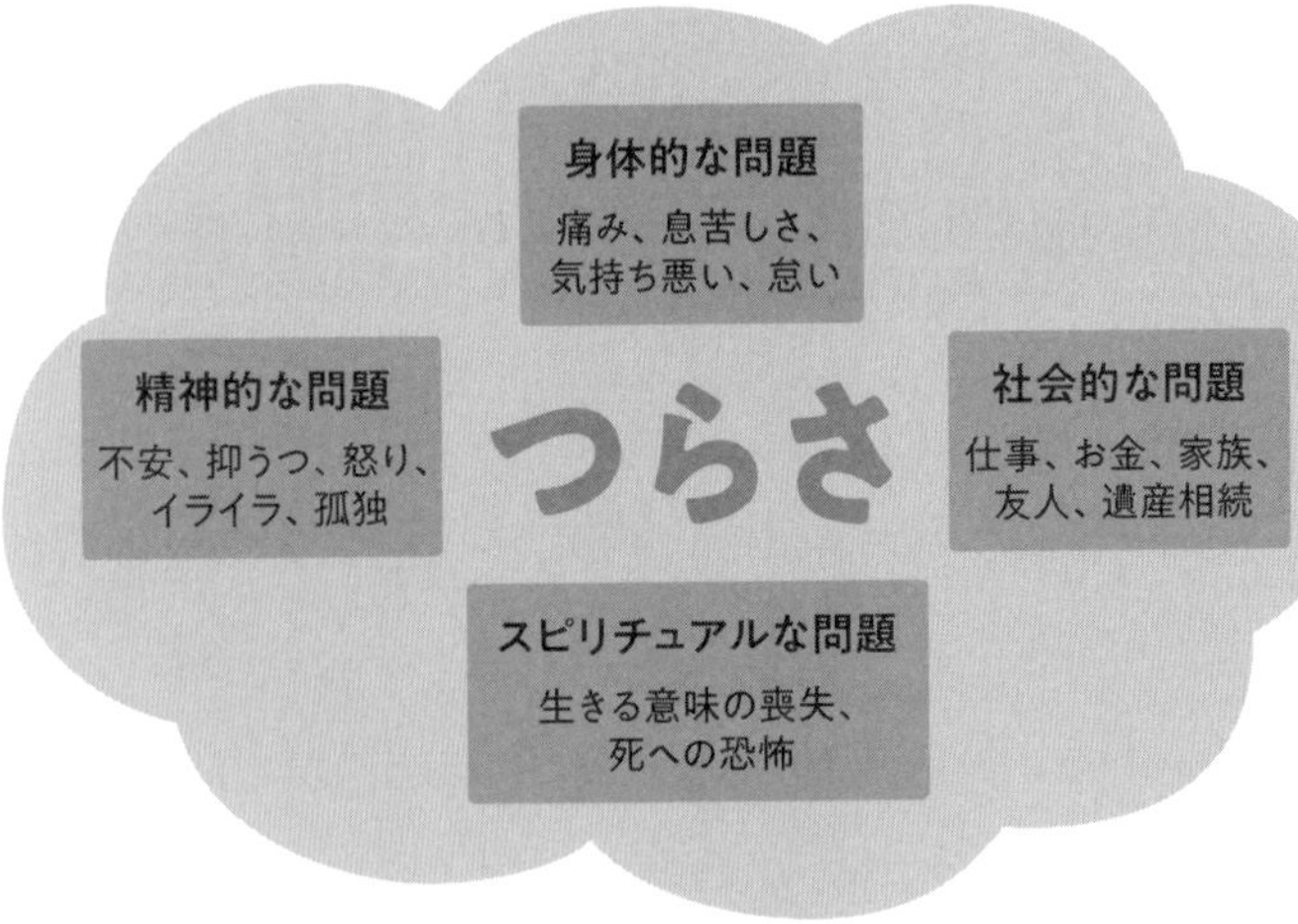

痛みや息苦しさ、吐き気、怠さ、せん妄（混乱）などが代表例です。病気が進行するほど、これらの症状は強くなりやすいです。特に、終末期でなくても困る患者さんが少なからずいて、がんと診断された時点から痛みが強くなる方もいます。

私は手術を受けたあとの痛みで苦労しましたが、こういった治療に伴う痛みもがん患者のつらさのひとつです。

一方で、仕事やお金の不安など社会的な問題なども対象に含まれることは、あまり知られていないかもしれません。しかし、私も治療に伴う仕事のやりくりなどで苦労しました。一般の方では誰にも相談できず、自分で抱え込んでいる方も多いのです。

また、病状に関するイライラや不安といった精神的な問題、死への恐怖にさいなまれるスピリチュアルな問題もあります。

多くの方は、この4つのつらさのいくつかを複数併せ持っています。つまり、身体の痛みはあるけれど、気持ちの不安や仕事・お金の心配、将来に向けての漠然とした不安や死への恐怖などは一切ありませんという方は、おそらくいないのです。

がん患者さんは、このようにいくつものつらさが合わさって、「つらいんです……」という状況に陥ります。これを私たち医師は「トータルペイン」と呼び、複合的に解決できるよう関わっています。

がん治療と医療用麻薬で快適な生活を送る人もいる

医療用麻薬の必要性が認められている

がん患者さんにはさまざまなつらさがあると述べましたが、身体の痛みを我慢していては、快適に生活できませんし、治療をうまく乗り切ることなどできません。では痛みにどう対処すればいいかと言うと、痛みを和らげる治療はいくつもあります。そのなかでも一番大切なのが医療用麻薬を用いた治療です。一般的な痛み止めの効き目が不十分なときは、医療用麻薬の使用を躊躇してはいけません。

WHO（世界保健機構）では、がんに対する痛みの治療方法として、3段階の除痛ラダーを示していました（図4－2参照）。過去形で述べたのは、現在では痛みがとても強いときには、必ずしも一般的な痛み止めを使用せず、いきなり医療用麻薬でもよいという方針が加わったためであり、医療用麻薬の必要性はさらに強調されています。

医療用麻薬の誤解と真実

これらの薬を患者さんに提案すると忌避感を抱かれます。患者さんからすると、「麻薬」と言われると怖いイメージを抱くのは当然なことです。また犯罪である「覚醒剤」などとイメージがごっちゃになって、悪いものだという誤解をされる方もいるようです。

しかし、これは間違いです。繰り返しになりますが、がんの痛みに対する治療は、いつだろうとしっかり行うべきなのです。

特に、医療用麻薬はがん患者さんの痛みを和らげるために欠かせない、大切な治療です。医師が適切に使用すれば、依存を引き起こしたり、頭がおかしくなったり

図4-2　３段階除痛のラダー
出所：『がんの痛みからの解放ー第2版』武田文和 訳（金原出版）をもとに作成

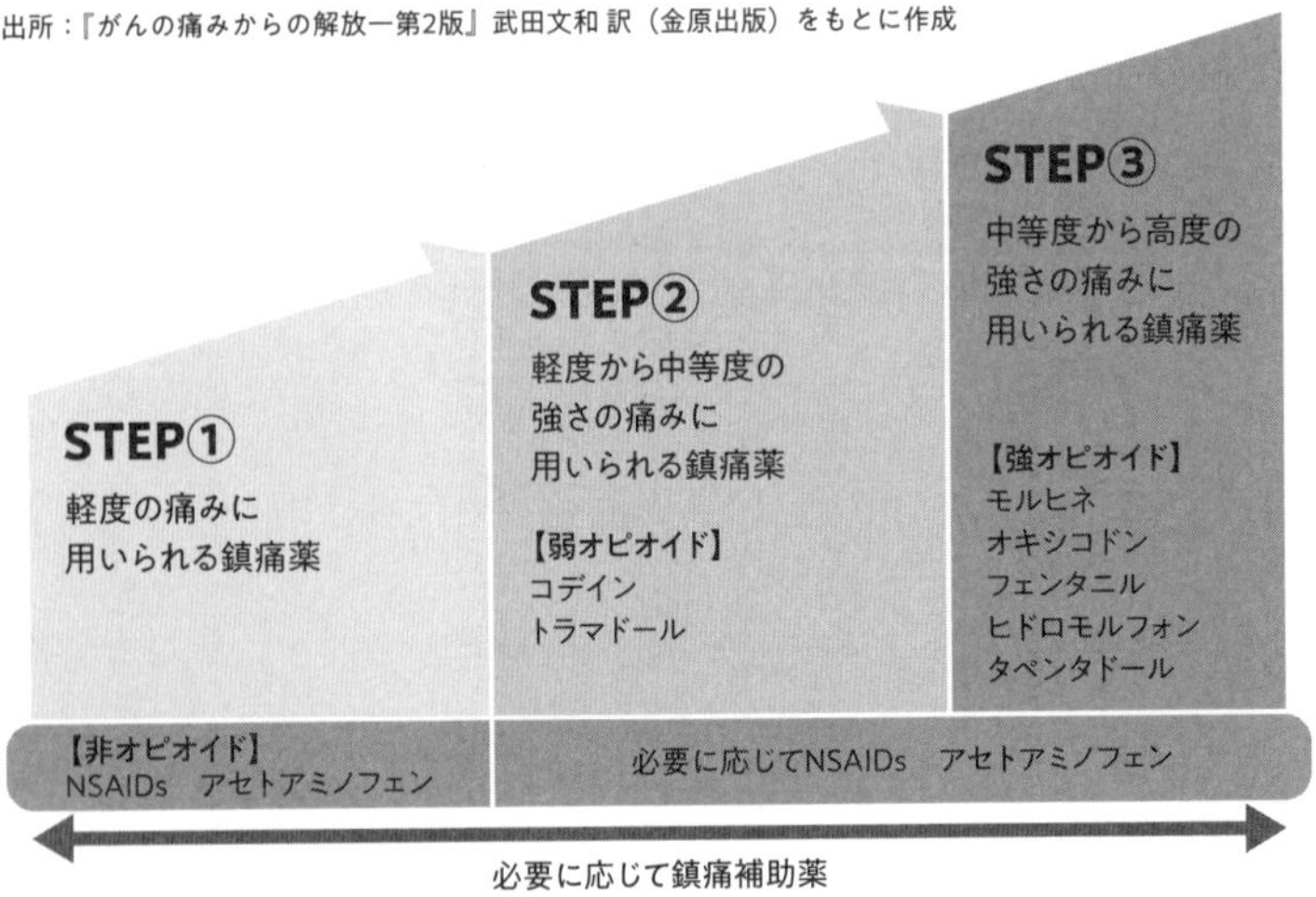

といった問題はまず生じません。医療用麻薬特有の副作用に、飲み始めの眠気や吐き気、そして長く続くものとして便秘が挙げられますが、いずれも解決方法があって、大きな問題にはなりません。

また、患者さんは、「医療用麻薬を使用しなければならないということは、もう自分は末期なのではないか」と思われることもありますが、これも誤解です。がんの痛みは早期から生じることがあり、医療用麻薬を使用するから末期ということは一切ありません。実際にモルヒネを使用しながら、バリバリの営業マンとしてフルタイムで働かれているような方も多くいらっしゃるのです。

また、医療用麻薬を早くに使用してしまうと、いざというときに効かなくなってしまうのではないかと不安に思うかもしれませんが、こちらもそんなことはありません。

もし効かなくなることがあれば、それは痛みの原因が強くなったときです。ただ、医療用麻薬に上限は基本なく、痛みの強さに応じて適切に量を調整できます。ですから、いつか効く薬がなくなって我慢するしかない状況に陥ることもありません。医療用麻薬の使用は痛みを和らげる大切な治療なのです。

診断時&早期からの緩和ケアが必要

つらさを和らげるのが緩和ケア

さて、ここまでがん治療におけるさまざまなつらさを和らげること、特に身体的な問題のためには痛み止めや医療用麻薬の使用も必要であると述べました。

実は、これらを専門的に行うが緩和ケアです。緩和ケアとは一言で言うと、つらさを和らげる治療で、病気の時期を問わず行われます。

私が甲状腺がんと診断されたときに感じたつらさも緩和ケアの対象ですし、抗がん剤などの治療を受けている方であっても、なんらかのつらさを抱えている人は緩和ケアを受けられるのです。

政府もよりよい治療・療養生活を送れるように、「がんと診断されたときから、緩和ケアは必要である」と謳っています。緩和ケアは、がんが進行してから始めるものではない。がんの治療とともに、つらさを感じるときにはいつでも受けることができる。このように、国の政策として緩和ケアの必要性を提言しているのです。

緩和ケアが終末期の医療と勘違いされる背景

緩和ケアというと、特にがん患者さんからは「終末期」「看取り」「モルヒネ」といった怖いイメージを想像される方も少なくありません。

たしかに、病状が進行して看取られる患者さんのケアも、緩和ケアの大切な役割ではありますが、それがすべてではありません。

なぜこのような誤解が生じているのかというと、背景には、がん治療を担当する医師たちからの説明が関係しています。もう抗がん剤治療ができなくなった状況のときに医師から「これからは緩和ケアですね」「緩和ケアを探してください」と説明をされることが多いのです。

つまり、彼らは治療ができなくなったときのことを緩和ケアと呼び、「緩和ケアを受けられる病院を探しましょう」と言うわけです。せめて「緩和ケアに専念する状況になった」と言ってもらいたいのですが、残念ながらがん治療に関わる医師たちのなかでも、緩和ケアは終末期のものというイメージが強い人は少なくありません。

こういった医師たちのことをあえてかばうと、実は抗がん剤などの積極的な治療が難しくなった時期を示す言葉が、「緩和ケア」という言葉以外見当たらないのです。「もう治療ができなくなりました」というだけでは、あまりに冷たい説明になってしまうので、「これからは緩和ケアを受けてください」という説明になってしまうのです。

また、緩和ケア病棟と呼ばれる施設の存在の影響も大きいでしょう。

病状が進行したがん患者さんのつらさを和らげ、場合によっては看取りまで行う病棟があり、本書冒頭の場面のように私も普段勤務しています。ここに入れる患者さんの条件が、まさに「抗がん剤などの積極的ながん治療を終えたこと」となっている施設がほとんどなのです。抗がん剤治療などを受けているときは、一般の病棟で緩和ケアのサポートも一緒に受ければよいというのがその理由になっています。

しかし、繰り返し述べているように、緩和ケアはがんの治療中から受けるべきなのです。

治療中から緩和ケアを受けるべき3つの理由

がん治療の効果を最大限発揮させるために必要なケア

がん治療中から緩和ケアを受けるべき理由は3つあります。

ひとつ目はがん治療の効果を最大限発揮するためです。

がん治療中から、患者さんはいくつものつらさを抱えていると先述しました。がんと診断されたばかりの方から、なんらかの治療を受けている方まで、4つのつらさを抱えていても、「こんなこと相談できない」「我慢するしかない」と一人で抱え込んでいる方は少なくありません。

しかし、こういったつらさを我慢し続けることの悪影響は計り知れません。痛みを我慢していては、やりたいこともできず、生活にも支障は出るでしょうし、精神的にも悪影響を及ぼします。気持ちがつらくて、夜も休めなくなれば、日中に眠くなるなどさまざまな問題が生じるでしょう。私も痛み止めの使用を我慢していたときは、夜も眠れませんでした。

210ページで紹介する事例からでもわかる通り、緩和ケアを同時に受けることでつらさから解放されてがん治療をがんばれる。その結果、がんの腫瘍が縮小して経過観察となることだってあります。つまり、がん治療中のときから、緩和ケアを受けてつらさを緩和することで治療も最大限よい効果を発揮できるようになるということです。

2つ目は緩和ケアの関わりを通じて、主治医以外にも話を聞いてもらえる存在ができることです。これには大きな価値があります。もちろん、治療についてメインの相談相手は主治医ですが、他の医師とも面談ができると、理解の助けになるかもしれません。ちょっとした生活における疑問やセカンドオピニオンのことなど、主治医には話しにくいことであっても、緩和ケア医には相談できることもあります。

例えば、肺がんに対して抗がん剤治療を受けていた、土方さんという男性患者さんの話を紹介します。彼は一人暮らしをしながら、通院して治療をしていたのですが、どうしても出歩くと息苦しくなるので、近所への買い物に行くのを苦労していました。通院はタクシーを用いていたのですが、日々の買い物になると毎日タクシーを使うわけにもいきません。

主治医の先生は治療のことを一生懸命にしてくれているので、買い物のことなど相談できませんでした。そこで一緒に通院していた緩和ケア外来で日々の生活について話題が出たときに、買い物で困っていることを相談することができたのです。緩和ケア外来では息苦しさに対する効果的な医療用麻薬の使い方について説明を受け、そして介護保険を用いた買い物を代行してもらうヘルパーさんについて調整してもらえることになりました。

こういった第2の相談相手を、緩和ケアを通じて見つけられると安心感も増すでしょう。

3つ目は事前対策です。あまり考えたくないことではありますが、仮に進行がんの転移や再発で、いつか緩和ケアに専念する状況がやってくるかもしれません。

このタイミングで「これから緩和ケアの病院を探してください」と言われても、患者さんにとってかなりショックが大きいため、負担も相当なものになるはずです。

しかし、すでに2人目の相談相手として緩和ケア医と十分な関係が築けていれば、そのショックは少しでも軽減できるかもしれません。

いきなり緩和ケアを受けるように言われるより、事前から第2の相談相手として、つらさを和らげてもらっている緩和ケア医がいれば、その後もスムーズです。緩和ケアにより重きを置いて関わってもらえばよいだけです。

病院によってはがん治療医の診察が終了になってしまうこともあるので、その後を診てくれる医師がいなくなる、いわゆる「難民」になってしまうことも防げるでしょう。

ひとつ目と2つ目の理由からわかる通り、がん治療中から緩和ケアを受けることは患者さんにとって大きなメリットとなります。私がここまで繰り返し、その必要性を訴えてきたのを理解していただけたのではないでしょうか。

がん治療医と緩和ケア医の2人主治医制で治療を進める

■「診断時からの緩和ケア」と「早期からの緩和ケア」

政府が「がんと診断されたときから、緩和ケアは必要である」とアナウンスしているのに対して、「早期からの緩和ケア」という言葉があります。この「診断時から」と「早期から」の言葉の違い、医療者でも使い分けられていないことがあります。

ここでの「早期から」というのは、転移や再発をした、いわゆる進行がんの患者さんに対する治療中からを意味します。逆に「早期でない」ということは、こういった進行がん患者さんの治療が難しくなってしまったときからを意味します。

転移・再発している進行がんの患者さんが緩和ケアを受けるタイミングは、がんの種類によっても異なりますが、トータルペインのなかでなんらかのつらさを抱えていたり、将来についての不安を感じたりするときからがよいでしょう。少しでも早く受けることで一切損することはありません。

さらに、私は早期から受ける緩和ケアについて、「がん治療医師と緩和ケアの2人主治医制」という形をとることを強くお勧めします。この体制は、がん治療医と緩和ケア医という2人を主治医とすることを意味します。

もちろん、がん治療中であれば、がん治療医がより中心的に関わることになりますが、緩和ケア医の定期的な診察も受けます。2人の医師にかかることで混乱するのではないかと心配されるかもしれませんが、がん治療医と緩和ケア医で役割は異なります。がん治療中からの緩和ケアのメリットについて理解できていれば、おのずと役割分担していけるはずです。

主治医にすべて頼るのは無理がある

なぜ2人の医師に診てもらうことを勧めるかというと、がん治療医と緩和ケア医では、患者さんを診る視点が異なります。

がん治療を担当される医師は、多くの患者さんを抱えています。外来診察の患者さんも多く、長く待たされる上に、次に控えている患者さんもいるので、落ち着いて話すこともできません。

限られた診察のなかで、医師も検査の結果説明や、治療の案内をする必要があるので、ちょっとした会話もできません。患者さんが些細な質問や、ちょっとした会話をしたくても、そういったことに割く時間もなければ、切り出せる雰囲気も感じられないかもしれません。

主治医としても、体調や検査結果などを踏まえて治療の計画を練らなければならないので、どうしても気にするのは身体のことがメインとなります。気持ちのつらさや、仕事、お金、ご家族との関わりなど、患者さんからしてみれば大切なことであったとしても、そういったことまで気を配ることは難しく、またその時間もないわけです。その結果、患者さんは実は抱えている気がかりを、誰とも相談することもできず、じっと抱え込んで我慢してしまうことになるというわけです。

これはトータルペインのなかでも精神的な問題を引き起こすかもしれません。そうなれば、前述の通り、治療に悪影響を及ぼすことだってあり得るのです。

患者さんからしたら、「すべてのことは主治医へ相談しなければならない」「主治医は私のすべてを理解してくれる」と期待されるかもしれません。

しかし、それは現実的に無理があります。

主治医にはその余裕はありません。ですから、ここで役に立ててほしいのが緩和ケアなのです。主治医が十分に気を配れない、さまざまなつらさや困りごとに対して、相談する相手として緩和ケアをうまく活用することです。

2人の医師に診てもらうのは、同じ病院のなかで緩和ケア医の診察も受けられるようであれば、治療のための通院と同じ日に設定すると効率的でしょう。

一方で、同じ病院のなかでは緩和ケア医の診察を受けられない場合もあります。緩和ケア病棟がない病院などだと、別の病院の緩和ケアを紹介されることもあります。

そういった場合でも多少間隔を空けてでも通院されるとよいでしょう。私の病院では、他の大病院で治療されている患者さんも3カ月おきくらいに緩和ケアに通院される方が多いです。

第５章

がんの種類別！
緩和ケア医師が教える
つらさを和らげるための知識

～肺がんの痛みやつらさへの対応～

痛みよりも息苦しさに困る

がんの痛みやつらさを知ることがこれからに役立つ

がん治療中であっても、緩和ケアを受けてつらさを和らげることで、治療も最大限よい効果を発揮できるようになると第4章で述べました。

つらさを緩和する技術というのは緩和ケア医師ががん患者さんに提供するものです。ただ、今後治療を進めていくなかで、がん患者さんに起こり得ること、そのなかでどのような対応が考えられるかをご本人やご家族の方が知っておくことはきっと役立ちます。

起こり得ることは病気の部位や種類によっても異なります。本章では12種類のがんごとにその特有のつらさと対処方法について述べていきます。

ポイント①　咳などで息苦しくなる

まず肺がんからお話を進めていきます。

肺がんや他のがんが肺へ転移したとき、その症状で困るのは痛みより息苦しさです。肺で痛むこともありますが、苦しさや咳でつらい思いをする方が多いでしょう。息が苦しいときには酸素を吸うとよいと考える方が多いです。実際に、登山のときに吸う用の小さいボンベを買われる方もいるくらいです。

病院では、息が苦しいときは指に装着するパルスオキシメーターを用いて、酸素飽和度を測定します。それが90％近いなど低値であれば酸素が足りないと判断して、在宅酸素療法（登山用のボンベでは追いつかない）をお勧めします。一方で、苦しいけれど、酸素の数値は正常ということも多くあるのです。

息苦しさの原因に、がんの進行以外に、肺炎や肺動脈血栓塞栓症など治療が可能なものもありますから、まずはしっかりと診察を受けることが大切です。

ポイント② 安静がなによりの治療

息苦しさは動くことで悪化することが多いです。たまに、苦しいからといってパニックになり動き回ってしまう方がいますが、それは逆効果です。苦しいときは、まずなにより楽な姿勢をとって、安静にすることが大切です。そして、苦しくならないように、動くのを最低限にするという考え方が必要なこともあります。

また、安静なときは正常でも、歩いたときなどには酸素飽和度が低下している可能性はあります。このときには体を動かすタイミングだけ酸素を吸入（増量）したり、後述のモルヒネをうまく使ったりする工夫が大切です。

がんの進行は明らかだが、酸素が足りている。でも、苦しい……。

そんなときに呼吸を楽にしてくれる薬の代表格がモルヒネです。私の実感ではモルヒネ以外の医療用麻薬でも効果はあり、オキシコドン（オキシコンチン、オキノーム）やヒドロモルフォン（ナルサス、ナルラピド）といった薬剤でも効果はあると思われるのですが、最も信頼がおけるのはモルヒネです。なお、モルヒネは息苦しさに類似した症状である咳を楽にする効果もあります。

苦しさというのは身体を動かすときに悪化します。ですから、身体を動かすタイミングでモルヒネが効いている必要があります。ただ、動いたあとにモルヒネを飲んでも、すぐ効くわけではありませんので、動く前にモルヒネのレスキュー薬を予防で使用（飲む）することが大切です。

モルヒネのレスキュー薬で最も有名な薬剤は「オプソ」です。これを動く予定の30分前に飲んでおくとよいでしょう。入浴や外出、食事の前などに使用することが多いでしょう。これは全ての医療用麻薬のレスキューに共通ですが、1時間空いていれば追加の使用も可能です。

ポイント③　不安が呼吸困難を悪化させる

不安な気持ちは息苦しさを悪化させます。狭い部屋や満員電車などでパニックを起こしやすい方がその典型です。病気が悪化してくると、特に気持ちも落ち込みます。先のことを考えると不安になってもおかしくありません。そのような不安な気持ちが、息苦しさをも助長させてしまうという悪循環を引き起こすのです。

特に眠れない夜にさらに悪化することが多いです。これを断ち切るために、不安な気持ちが息苦しさの背景にありそうな方は、いちど抗不安薬も試してみるとよいでしょう。主治医に不安感のことをお伝えになれば、頓用でワイパックス（ロラゼパム）、ソラナックス（アルプラゾラム）といった一般的な安定剤を処方してもらえるはずです。がん患者さんの場合、モルヒネと併せて使うことも推奨されています。

ポイント④ 胸水が溜まって苦しいときは姿勢が大切

肺の腫瘍が大きくなり、肺を包む胸膜まで広がってくると、肺に水が溜まってくることがあります。胸水が増えると、肺が水浸しで膨らみにくくなるために、息苦しくなります。水は重力の法則に従って下へいきますので、仰向けになると肺全体が水浸しになって余計に苦しくなります。胸水のために苦しいときは、仰向けになるのを避けて、少し体を起こして肺がしっかりと膨らむ姿勢を取ることが大切です。

食事の前に予防で痛み止めを飲んでおく
～胃がんや食道がんの痛みやつらさへの対応～

ポイント① 胃が詰まる心配がある

胃がんや食道がんは最初に手術で切除できるかというのが、まず大きな分かれ目となります。特に胃は入り口（噴門部）と出口（幽門部）が狭い構造になっており、ここに病気が広がってくると、胃の出入口が詰まってしまう危険があります。それを防ぐには、手術で腫瘍を切除できるかにかかっています。切除できない場合は、将来的に詰まってしまって食事ができなくなる可能性があり、ゆくゆくは点滴を受けながら過ごすことも考慮する必要があるかもしれません。

ポイント② 食べると痛みが悪化することも

胃に腫瘍が残った状態だと、そこに食べ物が入ってくることで刺激が加わり、痛くなることがあります。ですから胃がんの患者さんは、食事すると痛くなると訴えることが多いのです（これは胃を切除した後の方は当てはまりません）。

胃に負担の少ない食事を選択することも大切ですが、食事の前に前もって予防で痛み止めを飲んでおくという工夫もよいでしょう。医療用麻薬のレスキュー（オプソ、オキノーム、ナルラピドといった薬剤）だと、食事の30分くらい前に飲んでおくとちょうどよいタイミングで効いてくるはずです。

ポイント③ 胃がもたれて多く食べられない可能性

胃に腫瘍が残ったままだったり、その周辺に腫瘍があったりする場合、その影響で胃の動きが悪くなる恐れがあります。胃の動きが鈍いと、食事が胃に入ったときに消化に時間がかかり、食べたものが胃に長く残ってしまい、いわゆる胃もたれのような症状になります。これを解決するには、胃の動きを良くする薬（吐き気止め）をうまく使います。プリンペラン（メトクロプラミド）、ナウゼリン（ドンペリドン）、ガスモチン（モサプリド）といった薬が有名で、これらを食事前に飲んでおくと、食べるときに胃の動きが改善してよい効果が期待できるでしょう。

ポイント④　胃からの出血による心配

胃の内部に腫瘍があると、食事などの刺激で傷がついて、出血しやすくなります。そもそも胃がんは、出血をきっかけに診断されることもあるくらいです。少量の出血ならよいのですが、多量になってくると血を吐いてしまったり、貧血による症状が進んでしまったりします。

気休めに近い止血剤もありますが、根本的な解決にはなりません。出血しやすい場合は、刺激を加えないように食事を控える対策がとられます。体調的に許されれば、放射線治療や内視鏡で止血を試みることもあります。

～大腸や直腸のがんの痛みやつらさへの対応～

便秘にならないように下剤を使い分ける

ポイント① 腫瘍を切除できているか

診断後の手術で、元の腫瘍の切除ができたかは大きな分かれ目となります。

本来、がんの手術というのは病気を全て取り切れる可能性があるときに行うものですが、大腸や直腸の場合はその限りではありません。

というのも、元の腫瘍が残ったままだと、いずれ腸が詰まってしまう可能性があるため、詰まらなくするための手術という選択肢があり得るのです。

腸が詰まってしまう事態は、腸閉塞であることを意味します。腸閉塞では、お腹の痛みや苦しさ、そして吐き気などつらい症状が続いてしまい、食事も食べられなくなってしまいます。手術は受けたくないと考える患者さんもよくいらっしゃいますが、腸閉塞を防ぐための手術だけは、後々の生活の質を考えたときに前向きに考えた方がよいと思われます。

ポイント② 便秘にならないことが一番大切

残念ながら腫瘍を切除できたとしても、その先も腸閉塞のリスクが少ないわけではありません。そもそも腸の手術を受けた方は腸が癒着しやすくなり、腸閉塞を起こしやすくなってしまうのです。

また、周辺に再発したときなどは、腸の動きが悪くなるので詰まりやすくなるでしょう。ですから、一番大切なのは便秘に注意することです。

通りが悪いところがあるならば、少し便を柔らかめにしておく方がよいでしょう。お通じが硬めで数日おきしか出ないという方は注意が必要で、できればもう少し柔らかくする下剤（酸化マグネシウムやモニラック、ラグノス、リンゼス、グーフィスなど）を用いたほうがよいでしょう。極端にいえば、少し下痢気味でもいいからしっかり便が出ている方が安心です。

がん患者さんが少しでも便秘にならないようできる工夫は、水分を多く摂ることで便を柔らかくすることや、散歩やストレッチなどの軽い運動により腸を動かすことです。便秘を解消するためには、一般的に食物繊維が多い食べ物がよいと言われていますが、腸閉塞を繰り返している患者さんの場合は、かえって食物繊維がそのリスクを高めてしまうので注意が必要です。食事はよく噛んで食べてください。

なお、腸が詰まりやすい大腸がんや直腸がんの患者さんは、腹痛を生じることがよくあります。痛みがあったら痛み止めを使用するというのが基本ですが、この腹痛は便秘が原因であることが多いため、便秘の解消が大切です。

～肝臓がんの痛みやつらさへの対応～

腹水による痛みは医療用麻薬が効く

ポイント① 肝臓のがんは痛みにくい

肝臓というのは体内で最も大きい臓器です。

肝臓のがんは、原発（がんが最初の部位に発症すること）と他の臓器からの転移と2通りの発症がありますが、いずれも小さくなかに留まっているうちは痛くなりにくいでしょう。

痛みが出てくるときは、肝臓の外側を包んでいる膜に腫瘍が進展してきたときです。このような痛みでは、ロキソニンのような通常の痛み止めが効きやすいこともあり、1日回数を決めて定期で内服することをお勧めします。それでも効果が不十分なときは、通常のがんの痛みと同じように医療用麻薬を用いるとよいでしょう。

ポイント② 腹水などでお腹が苦しくなることが心配

肝臓がんによるつらさは、痛みよりも腹水が溜まることでお腹が苦しくなる方が心配です。次の対策は、腹水が溜まるお腹のがんの方にも共通します。

腹水の治療は、まず利尿剤で尿として少しでも身体から出すことを試みますが、効果がないことも少なくありません。大量に溜まったときは、直接お腹に針を刺して水を抜くという選択肢もあります。ただ、腹水のなかには大切なタンパク質が含まれているので、抜くことで身体が弱ってしまうと心配する医師もいます。

抜いた腹水を濾過《ろか》して、タンパク質だけ体内に戻す治療も実施されていますが、その有用性は普通の処置と比べて明らかになってなく、慎重な判断が求められます。「腹水を抜くほどではない」「抜けるような体調ではない」「抜いてもすぐ溜まってしまう」ということもあります。

少しでも腹水を溜めないためにがん患者さんができる工夫には、塩分を摂り過ぎないようにすることが挙げられます。塩分が多いと水分を溜めやすくなります。ただ、どれくらいの塩分を摂るべきかは、採血でナトリウムの値などを見て評価すべきです。主治医の先生にも相談してみてください。

基本的に、腹水が溜まることによるお腹の苦しさを和らげるのにも痛み止め、特に医療用麻薬が効きます。常時苦しいのであれば、長く効くタイプの医療用麻薬を定期的に使うべきですし、特に食事をするとお腹の苦しさが増して、あまり食べられないときは、食事の前にレスキューを飲んでおくとよいでしょう。

ただ、ここでひとつ気をつけなければならないのは、医療用麻薬により便秘になってしまうと、結果的にお腹の苦しさが増してしまうリスクがあるということです。便秘にならないよう、下剤をしっかり使用することが大切です。

ポイント③　怠さやせん妄に注意

先述の通り、肝臓は大きな臓器です。少しくらい腫瘍があっても機能自体は問題ありませんが、腫瘍が大きくなってくるとさすがに機能が弱ってきます。

肝機能が悪くなると身体の怠さが生じやすくなります。肝臓自体が回復しないと改善されないので、疲れやすいなかでもいかに効率よく生活できるか、前述した体力温存療法（117ページ参照）のようなテクニックが必要です。

肝臓の機能が著しく低下すると、身体が黄色くなる黄疸《おうだん》という状態になっていきます。こうなってくると、体内の毒素を分解するという肝臓の役割自体が果たせなくなる心配が生じます。

肝臓の毒素を処理しきれず溜まると、肝性脳症を生じます。さらに、これらの毒素が脳にも障害を与えて、時間や場所の感覚がわからなくなるせん妄という混乱した状態を引き起こしてしまいます。肝性脳症を根本的に治すことは困難ですが、精神科で主に統合失調症の患者さんに処方される抗精神病薬を夜に用いることで、せん妄による混乱を抑えられます。夜間はしっかりと眠り、昼夜のリズムをつけることはせん妄治療にも役に立ちます。

～膵臓・胆管がんのつらさへの対応～

胆管炎による発熱に気をつける

ポイント①　胆管が詰まることでの合併症

もともと膵臓がんや胆管・胆のうに生じるがんは、早期の発見や治療が難しいと言われています。進行した状態で発見される方も少なくありません。

病気の場所の特性上、胆管といって肝臓で分解したものを消化管に流す通路が詰まりやすいのが、ひとつの特徴です。もし詰まってしまうと黄疸が生じてしまうので、場合によっては消化器科の医師により、胆管ステントという詰まりにくくする網のようなものを入れる処置を受けることもあるでしょう。

また、気をつけなければならないのが胆管炎による発熱です。この胆管が細くなり、老廃物が溜まりやすくなってくると、そこに炎症が生じて熱が出るのです。胆管炎は感染症のなかでも重症になりやすく、早期に対応することが大切です。過去に胆管炎を起こしたことがある方は、すぐ抗生物質を使用できるように常備いただくこともありますし、これをきっかけに入院が必要になる方も少なくありません。患者さんが少しでも胆管炎を防ぐためには、日常生活で感染予防がとても大切です。手洗いの徹底や清潔な環境だけでなく、バランスのよい食事を摂る。これらはがん患者全般に生じる可能性がある肺炎の予防にも重要なことです。

ポイント② 痛みの治療が難しくなることも

また、病気の場所もお腹のなかの神経に近い場所であり、進行することでの痛みの治療が難しいことがあります。ただし、必要以上に心配することはなく、他のがんと同じように医療用麻薬を適切に使用していくことが大切です。必要な量をしっかり使用することで、痛みは確実に緩和できます。

リンパ浮腫は早期に発見すべし
～乳がんの痛みやつらさへの対応～

ポイント① 乳房の腫瘍を切除できるかどうか

乳がんの特徴は内臓にできるがんと違って、皮膚表面に近い部位に腫瘍があるということです。比較的早期に診断され、これらの腫瘍をすべて切除できたかどうかによって、その後のケアは大きく変わってきます。

もし進行した状態で診断されるなど、表面にできた腫瘍をすべて切除できずに残してしまうと、いわゆる皮膚に花が咲いた状態になってしまいます。

表面に出ている腫瘍からは、痛みだけでなく、血や滲出液《しんしゅつえき》が出るなど、日々の手当てが大変です。毎日お風呂で洗ってから、炎症を抑える薬を塗り、ガーゼを当てるといった処置が必要で、生活への影響は大きいです。皮膚科の診察を受けることもお勧めします。

ただ、こういった皮膚表面の腫瘍は仮に切除できなくても、緩和的な放射線治療により局所的に和らげるという選択肢によって効果は期待できるでしょう。

ポイント② リンパ浮腫によるつらさ

乳房を切除した際に周辺のリンパ節を一緒に郭清（切除）することで、切除した側の腕が浮腫《むく》んでくる「リンパ浮腫」という合併症が生じることがあります。ひどくなると、腕が使いにくくなり生活への支障も生じてきます。皮膚に傷ができると、そこからリンパ液が漏れ出てきて、感染も起こりやすくなるといった大変な事態も起こり得ます。

リンパ浮腫は早期に発見して、圧迫や皮膚のケアなど適切な対処を講じることが大切です。例えば、浮腫んでいる部位に均等に圧迫する着衣を装着したり、リンパ液が滞らないようなマッサージしたりといったことです。いずれも専門家の指示のもと適切に行わないと、かえって逆効果のこともあるので、術後などに浮腫までいかなくても、腕に違和感を覚えたら、早期に乳腺科の外来などに相談してください。また、脇のリンパに転移した場合にも同じような腕の浮腫が生じることがあり、こちらも浮腫に対するケアが欠かせません。

例えば、リンパ節の転移により左の上腕が浮腫んでいる方には、腕のサイズを測定して適度な強さで圧迫できる包帯か着衣を用意します。また、皮膚に傷をつけるのがよくないので、自宅でできるだけ保湿するように、入浴後などには欠かさず保湿のローションを塗ってもらいます。ローションは病院で処方されるものもありますし、薬局で一般的に売られているものでも構いません。もしリンパマッサージの専門家の施術を受けられる環境があれば、通われることもお勧めしています。

ポイント③　抗がん剤やホルモン療法の副作用

乳がんはホルモンの感受性によりますが、治療の選択肢は多種多彩です。他のがんに比べて使用できる薬剤の種類も多く、治療が長期にわたることがあります。選択肢が多いのはよいことなのですが、一方でこれらによる副作用が長く付きまとう可能性もあります。

女性ですと脱毛の問題は特に大きいでしょう。さらに、末梢神経障害と呼ばれる手先足先の痺れ、ホルモン療法による更年期のような症状、皮膚の障害など、治療の種類によって副作用はさまざまです。病気と長く付き合っていけるチャンスがあるのは悪いことではありませんが、身体のつらさだけでなく、逆に長いから故の気持ちのつらさがクローズアップされてきます。

乳がんの患者さんだけ特別というわけではありませんが、積極的な治療をされているうちから、なるべくトータルペインを含めた緩和ケアを受けられることをお勧めします。

～婦人科がんの痛みやつらさへの対応～

足に浮腫ができたときは主治医に相談

ポイント① 便秘や腹水のケアが大切

大腸がんと病気の場所が近いので注意すべき点も似ています。

便秘によって腸が詰まったり、お腹が張ったりする心配があるので、とにかく便秘にならないようにすることが大切です。肝臓がんなどと同じように腹水が溜まってくる苦しさにも注意が必要で、こちらも同じように腹水を抜く治療を検討することに加えて、痛み止めをうまく使用すべきです。

ポイント② 足の浮腫に対するケア

乳がんの方の腕が浮腫みやすいのと同じ論理で、婦人科のがんは下肢へのリンパの流れを邪魔する部位に病気が生じやすいので、下肢が浮腫むことが多くあります。足が浮腫むと歩きにくく、また範囲も広いと傷ができやすくなるので、乳がんと同じように圧迫や保湿ケアといった浮腫への対処がとても大切です。

ただ腕と違って足の場合は、歩きにくさへの影響や、傷をつくりやすいという懸念があります。圧迫の必要性については医師への相談をお勧めしますが、なにより傷をつくらないように保湿剤をしっかりと使用することが大切です。傷ができてしまうと、そこから感染を起こしやすくなってしまうのが心配なのです。もし皮膚が赤く腫れて痛くなったときは、感染が疑わしいのですぐに受診してください。

場合によっては皮膚科への相談もお勧めします。

ただ、下肢が浮腫む場合、足の静脈に血栓（血の塊）ができていることが原因の場合もあります。これはすべてのがん患者の合併症のひとつです。

足をマッサージすると、血栓が肺や脳といった大切な臓器に飛んでいき、肺静脈血栓塞栓症や脳梗塞といった命に関わる病気が生じる恐れもあるので自己判断は危険です。足に浮腫ができたときは、まず主治医に相談して、適切な検査などを受けることが大切です。

ポイント③　不正出血の心配

子宮などに腫瘍が残っている、または再発したといった場合、その腫瘍から不正出血が続くことがあります。痛みがあれば和らげながら、まず婦人科診察をしてもらうことが大切ですが、この部位は放射線治療によって止血が可能な場合もあります。仕方ないと我慢せずに、相談することが大切です。

出血しないように薬やガーゼで手当てする

〜頭頸部がんの痛みやつらさへの対応〜

ポイント① 痛みの治療が難しくなることも

首の周りには神経が張り巡らされているので、それらを巻き込むことで痛みの治療が難しくなる可能性があります。将来的には飲み込みにも影響が出て、薬を飲むことが難しくなることもあるので、注射の痛み止めを含めてしっかりと緩和ケアの専門的な治療が受けられる体制を考えた方がよいでしょう。

ポイント② 気道への影響を考える

病気の部位にもよりますが、気道という空気の通り道が障害される場合があります。極端な例では、窒息して呼吸ができなくなってしまいます。それを避けるために、気管を切開して空気の通り道を別に作るかどうするかの相談が必要です。

ただ、気管を切開すると会話が難しくなることが多いです。なかには、それくらいなら切開せず自然に終わりにしたいと考える患者さんもいらっしゃいます。モルヒネや鎮静薬など窒息の苦しみを和らげて最期を迎える手段は緩和ケアにあるので、どのような形でも患者さんの希望に沿うことができます。

ポイント③ 大出血の懸念がある

首の周りのリンパなど、皮膚表面近いところに腫瘍が出てくることが多いのも特徴です。ただ、これらの部位は頸動脈など太い血管が近くにあり、腫瘍がそれらの血管を破ってしまうと大出血して、最悪、容体が急変する恐れがあります。日頃から毎日お風呂で洗ってから、炎症を抑える薬を塗り、ガーゼを当てるといった処置が必要です。

急変の可能性を下げる止血目的の放射線治療も選択肢になります。

身体の状態を見極めて骨折リスクを減らす
〜骨のがんの痛みやつらさへの対応〜

ポイント① 動いたときに骨が痛い

骨肉腫という希少がんの場合もありますが、それ以外でもほとんどのがんは骨に転移することがあります。特に肺がん、乳がん、前立腺がんが骨に転移しやすいと言われています。全身の骨に転移しますが、特に背骨や骨盤骨に転移すると痛みなどで生活に支障が生じやすいでしょう。

骨転移による痛みの特徴は、骨ですから動いたときに痛くなる場合が多いです。逆に安静にしていれば痛くないという方が少なくありません。こういった痛みの場合、動くタイミングに合わせて医療用麻薬のレスキューをうまく使用することが大切です。例えば家のなかでは大丈夫だけど、お出かけすると痛みがつらくなってくるときには、外出の30分前に使用してみてください。

また、骨の痛みにはNSAIDs（非ステロイド性抗炎症薬）といわれるロキソニンなどの普通の痛み止めが効果を示す場合があります。NSAIDsの成分が入った湿布も悪くはないので、医療用麻薬だけに限らず、さまざまな手段を講じていくとよいでしょう。

ポイント② 骨折のリスクを減らす

ここまで、できるだけ動けるように薬で和らげていきましょうとお話ししましたが、骨の痛みは骨が悲鳴をあげている状態です。ですから、骨折の危険が高まっていることを教えてくれているケースもあります。

基本的に痛みが強いときには、無理してまで動き回らず、できれば安静に過ごすという考え方が大切です。どれくらい動いてよいかと思われるかもしれませんが、整形外科の診察を受けると、その評価を受けることもできるでしょう。

骨転移の痛みを和らげる治療のひとつに放射線治療があります。

痛みがある部位には緩和的な放射線は有効な選択肢です。骨折を予防する効果も部位によってかもしれませんが、通院負担が大きい場合など、1回だけの通院でできる照射もあるので放射線治療の医師に相談してみてください。

また、同じような骨転移の治療にビスフォスフォネート製剤（ゾメタ、ランマーク）の注射があります。これは1カ月に1回程度注射することで、全身の骨転移による疼痛《とうつう》を抑えて、骨折を予防します。注意点として、薬が歯にも影響を与えてしまうため、治療前に虫歯の治療が済んでいる必要があります。

これらの治療は痛みを和らげるだけでなく、骨折を防ぐ目的があることを忘れてはいけません。一度骨折してしまうと、痛みが強いだけでなく歩けなくなるなど、生活への支障が計りしれないからです。ただ、痛みがある方が骨折しやすいと考えられるので、痛みの全くない骨転移にまで、放射線治療を行う必要は必ずしもないかもしれません。

ポイント③ 高カルシウム血症を見逃さない

骨転移が進行すると、骨が破壊されてカルシウムの成分が血中に増えることがあります。これを高カルシウム血症といいます。

高カルシウム血症が進行すると吐き気、錯乱、意識低下といった重篤な事態が引き起こされます。骨転移がある患者さんは、定期的な採血で血中のカルシウム値をチェックすること、そして体調が不良なときは高カルシウム血症を疑うことが欠かせません。

少しでも高カルシウム血症を防ぐために患者さんができることは、水分を多く摂ることです。脱水は血中のカルシウムの濃度を高める原因となってしまうからです。食欲が低下してきたとき、水分もあまり多く摂れないことがありますが、ガリガリ君のようなアイス菓子などを用いて、少しでも摂れる工夫をするとよいでしょう。高カルシウム血症は点滴などにより治療は可能であり、医師が注意深く診断してくれるはずです。

～泌尿器科がんの痛みやつらさへの対応～

常に尿路からの感染症に注意する

ポイント① 尿がうまく出せなくなる

泌尿器科領域のがんには、前立腺がん、膀胱がん、腎がんなどいくつもの種類がありますが、共通して問題になるのは尿をうまく出せなくなる問題です。病気の場所によっても異なりますが、尿を出す経路が腫瘍のために途中で障害されると、尿をうまく出せなくなります。場所によっては尿道にカテーテルを留置する場合、膀胱や腎臓から直接尿を出す管を入れる場合など、いずれも泌尿器科による専門的な処置が必要になります。これらの処置は病院でなければできないこともあり、緩和ケア主体の時期となったときにどこで過ごすかを考える上で、大きな問題になることがあります。

ポイント② 尿路感染症の恐れがある

尿というのは基本的に汚れているものです。この尿を出す部位に障害があるということは、そこから細菌が繁殖する可能性があります。

泌尿器科領域のがん患者さんの発熱は、常に尿路からの感染症を考える必要があり、その際は早期に抗生物質の治療を開始すべきです。

手術や放射線治療で神経症状を抑える
～脳のがんの痛みやつらさへの対応～

ポイント① さまざまな神経症状が生じる

脳が原発という脳腫瘍の方もいますし、他のがんが脳に転移するというケースもあるでしょう。特に肺がんと乳がんは脳に転移しやすいと言われています。

脳は身体のあらゆる動きを司っている大切な部位です。

脳にがんができると、その部位によってさまざまな神経症状が出現します。例えば、片方の手足を動かせなくなってしまったり、めまいを伴うような吐き気が続いてしまったり、目が見えなくなってしまったり、それ以外でも多くの症状が出現するのです。

その症状を抑えるため、脳にがんができた患者さんは速やかに次のような治療を受けることが勧められることでしょう。小さくて取り切れる場合は手術という選択肢もあるでしょうし、それ以外でもガンマナイフや、全脳照射という放射線治療などが提案されるはずです。これらの症状は生活への影響も大きいことが予想されるので、治療ができるのであれば基本的には勧めたいところです。

ポイント② けいれんへの対策が必要

脳のがんが制御できなくなってくると、てんかん発作のようなけいれんが生じることがあります。これは自分の身体の抑えが効かなくなり、非常に患者さんにとってもつらいことです。ただ、抗てんかん薬をうまく使うことで和らげることができます。

飲み薬が基本ですが、飲むのが難しい状況になっても注射剤や坐薬などの選択肢があり、しっかりと治療を継続することが大切です。

ポイント③　他のがんと違う経過を辿る可能性がある

一般的ながん患者さんは、会話は亡くなる数日前でもできることも少なくありません。

しかし脳にがんがある方の場合は、その限りではありません。早い段階から身体が思うように動かせなくなることもあるでしょう。意識が早くから低下して、会話ができない状態が長く続くこともあります。こうなってくると、どう介護するかという問題がよりクローズアップされてくるので、患者さんとしてはできるだけ前の段階から希望をご家族などと相談しておくことが大切です。

〜血液がんの痛みやつらさへの対応〜
抗がん剤が最も効果的

ポイント① 抗がん剤が緩和ケアにもなり得る

白血病や悪性リンパ腫、そして多発性骨髄腫といった血液がんの特徴は、なにより抗がん剤が効きやすい特徴があります。

体調が悪くなり、もうダメかとなったときでも、そこから別の抗がん剤が効いて一発逆転ということもあるのです。下手な症状緩和の薬よりも、抗がん剤が結果的につらさの緩和になることもあるのです。

一方で、本格的に緩和ケアを受けるタイミングを逃してしまいがちとも言われています。大切なのは、抗がん剤ができるから緩和ケアはまだ早いと判断するのではなく、時期を問わず早期から緩和ケアを並行して受ける。そして、血液内科の主治医と一緒に相談していくことです。

ポイント② 貧血への対処が最期に悩ましくなる

血液がんの患者さんが共通して困ることのひとつに貧血があります。改善しない貧血の場合、定期的に輸血をする必要もあります。なによりも難しいのが、輸血をいつまで続けるかという判断です。

貧血は採血をすることでわかりますから、なにも考えずに採血結果だけみて輸血するという考え方もあるのですが、そうなるといつまでも入院・通院し続けることになってしまって、患者さんの過ごし方に制限も生じます。また、緩和ケア病棟のなかには医療費の問題から輸血ができないところも少なくありません。

ここで考えてほしいのは輸血の目的です。輸血することで身体が楽になる、動けるようになるという状況であれば、輸血はできるだけ継続すべきです。

しかし、病気が進行して、いくら輸血をしても寝たきりの状態から改善しない、楽にもならないという状況であれば、無理してまで輸血を続けないという判断もあるのではないでしょうか。

大切なのは輸血の目的と効果。そして本人がどう過ごしたいかという目標を擦り合わせながら、できるだけ希望に沿った判断をするというわけです。

ここまで12種類のがんごとにその特有のつらさと対処方法について述べてきました。トータルペインのなかでも身体的な問題に焦点を当てて解説してきました。大きくポイントを絞っているため詳細には触れていませんが、これらを知っているだけでも治療に対する付き合い方は大きく違ってくるでしょう。

第6章

終末期としての緩和ケアをよく知る

未来の安心のために「もしも」のことを話す

先のことを話し合うのも大切なこと

本書のタイトルには『「生きる」ための』という言葉が入っています。もちろん、病気が改善に向かえばなによりですが、実際には治療の末に最期を迎えてしまう方もいらっしゃいます。そのときに痛みなく、苦しまずに迎える＝最期までよりよく「生きる」ためにできることを本章で述べていきます。

前提として緩和ケアは、いま生じているつらさを和らげることだけが全てではありません。がん患者さんの大きな気がかりとして、この先どうなっていくのかということがあるでしょう。特に転移・再発している進行がん患者さんの場合、基本的に治療は完治というより、長く付き合っていくことが目標となります。

このとき、逆に治療の限界が見えてくることもあるでしょう。「もし、抗がん剤ができなくなったら」「もし、また再発したら」「もし、介護が必要になったら」そんな「もしも」のことが起こったときにどうするか、どう過ごしたいかという相談も、緩和ケアにおける大切な役割です。

先述した「もしも」のことを事前に考えて話し合っておかないと、いざその状況に直面したときには、ショックも重なり冷静に考えられない心配があります。

例えば、進行した胃がんに対して、抗がん剤治療を継続してきた60代の女性がいます。彼女は夫を亡くして、長男夫妻と同居していました。抗がん剤治療の限界も説明は受けていたものの、緩和ケアについてはなんとなく避けて受診せずにいました。ある日、食事をしていたら、血を吐いてしまい緊急入院しました。入院後の検査で腫瘍の増大による出血、腸閉塞と診断され、抗がん剤治療の効果はないために続けられず、また食べることも2度とできず、今後はずっと点滴が必要であると説明されてしまいました。

　こういった状況ではこれからどうするのかすぐ決断を迫られることも考えられます。ですが、精神的にダメージを受けた状態で希望する選択肢を準備するには、時間がかかってしまい、そのタイミングからでは間に合わないかもしれません。ですから、あくまで余裕がある時期に、もしもの話として仮定して考えた方が、じっくりと考えて準備できるかもしれないのです。

　この「もしも」の話し合いをすることですら、気持ち的に楽なものではないかもしれません。大切な話ですから、患者さんのことをあまり理解できていない初対面の医療者と相談できるわけもありません。

　継続的に主治医や緩和ケアの医療者たちと関わっていき、患者さんやご家族が人生で大切にされていることなど理解してもらいながら、よいタイミングで「もしも」のことを相談していくような流れが好ましいでしょう。

　よいタイミングというのは、先のことを相談して、場合によっては準備をしておくことで「安心」と思えるときだと私は考えています。

　例えば、先ほどの女性も、血を吐くことになる前から、体力の低下などは実感されていました。長男家族と同居していたとは言え、昼間は皆仕事に出かけていて誰も介護してくれる人はおらず、先々のことを不安に感じていたのです。そのタイミングで事前に緩和ケアを受診して、「もしも抗がん剤治療ができなくなったら」「もしも介護が必要になったら」といった相談をされていたら、急に血を吐いて入院になったとしても、その先の準備や気の持ちようは変わっていたはずなのです。

ただ、この「もしも」の話し合いで相談した内容も、あとで気持ちが変わることがあるでしょう。人間ですから、気持ちは揺れ動きます。いざ、その状況に直面したとき、考えが変わってもおかしくありません。あくまでこの話し合いは、その時点での気持ちの確認であり、決定ではありません。

未来の安心のためと感じられるようなら、「もしも」の話し合いや準備を緩和ケアでしてみてください。

知っておくべきがん患者の体力の落ち方とは

がん患者が辿る体力低下の軌跡

進行がんの患者さんが先の過ごし方を考えるときに、どうしても知っておいてほしいことがあります。それは、身体機能の軌跡についてです。よく、患者さんはこれからどうなっていくのかわからないと心配されます。誰だって初めてのことですから、その不安は当然なことです。この先どうなっていくかという質問をされたとき、私は次のように答えています。

これから困ることのポイントは大きく2つです。

図6-1　がん患者の身体機能変化の特徴

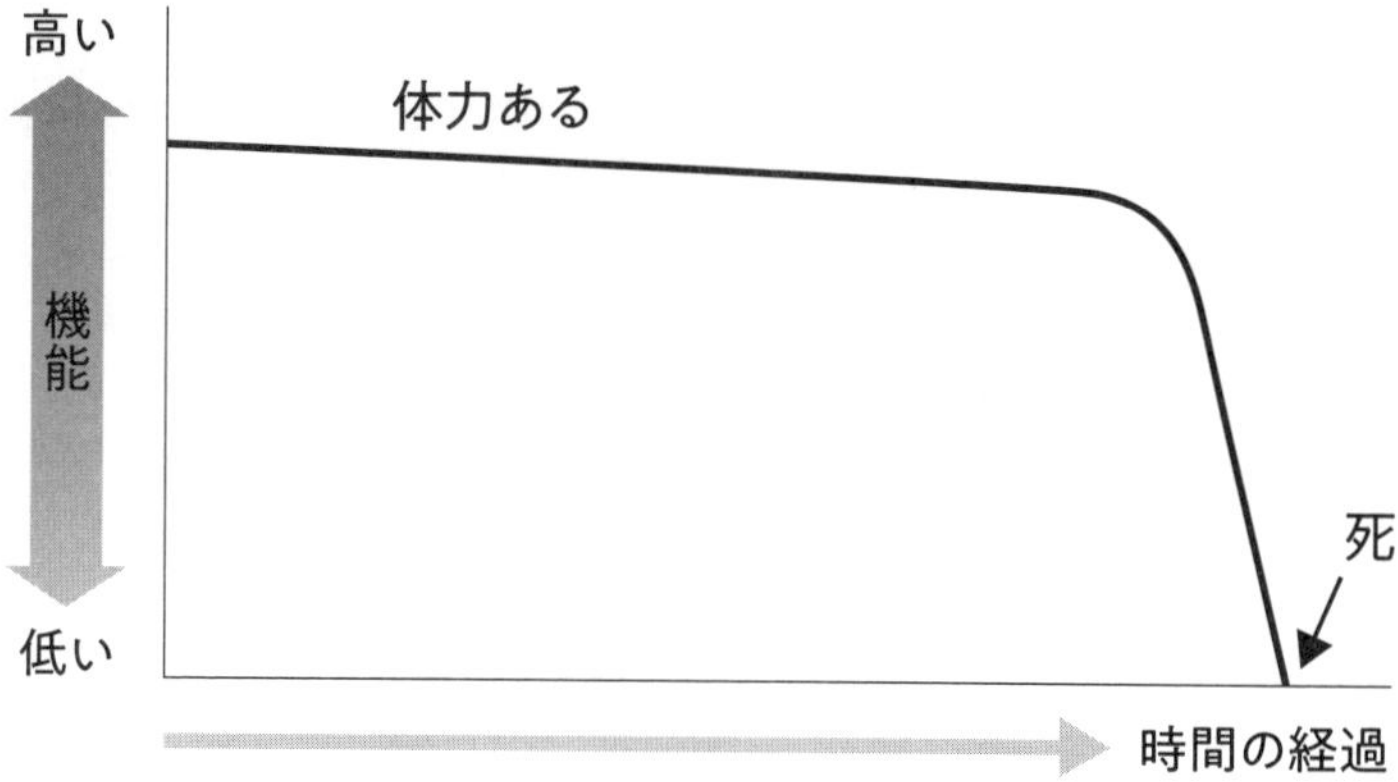

比較的長い期間、機能は保たれ、
最後の約2カ月で急速に機能が低下する

ひとつ目は痛みなど病気の部位による身体のつらさですが、これは痛み止めなどの治療でしっかり和らげることができるでしょう。

問題は2つ目です。がんは体力が弱っていく病気なので、どこかで歩くのが大変になり、食事を多く摂れなくなってくることがあります。これを回復させる方法はないので、介護など自宅でどう過ごすかという問題が生じます。

2つ目の問題、すなわち体力の落ち方には、がん患者さんならではの特徴があります（図6―1参照）。図が示すように、がん患者さんはギリギリまで元気に、身の回りのことも自分でできて過ごせることがほとんどです。ただし、最期の1～2カ月になると、急激に弱ってくるのです。

一方で、心臓肺疾患末期では急性憎悪を繰り返しながら、徐々に身体機能が低下していきます。また、認知症の末期や老衰では身体機能低下の状態が長く続き、さらに最期の期間でゆっくりと経過していくという流れがあります。

この特徴を踏まえたときに2つの見方ができるでしょう。

ひとつ目は、がん患者さんはギリギリまで自分のやりたいことをしっかりできるということです。仕事、趣味や旅行など、人生で大切にしていることを、やり遂げるチャンスはギリギリまであるのです。

2つ目は、この体力の落ち方の特徴を知らないと、自宅介護や緩和ケア病棟の準備が間に合わない可能性があるということです。まだ元気だから先の準備はいいかなと先送りしておくと、急激に体力が低下してきて、準備が後手後手になってしまい、やりたいこと、やるべきことができなくなってしまうのです。

がん患者さん特有の体力の落ち方を知っておくことはとても大切です。やりたいことをしっかりできる可能性を知る一方、あとで困らないように準備をしておくことの意義を理解できるはずです。

医師の余命予測は当たらないことが多い

ちなみに、余命を宣告されたときに多くの患者さんは戸惑います。

しかし、実は残された時間の予測は、とても難しいものです。がんを専門にしている医師でも、予測は3分の1しか当たらないと言われています。

医師のなかにはこれまでの経験などから平均的な期間をおっしゃる方もいらっしゃるでしょう。しかし、それはあくまで平均です。予測よりもっと長くなる方もいれば、短くなる方もいます。

実際に余命半年と言われても3年生きる人もいらっしゃいます。

ですから、あまり医師から伝えられた数字に振り回されず、少しでも長くがんばれるように一緒にできることをしていくという姿勢が大事なのです。

緩和ケア医が考える抗がん剤治療のやめどきは？

抗がん剤をやめる2つのタイミング

がん治療医と緩和ケア医の2人主治医制で患者さんと関わるとき、抗がん剤をいつまで続けるか、いつやめるかという相談に乗ることが多くあります。もちろん、抗がん剤治療を行うのはがん治療医と最終的に決めていくことになるのですが、私＝緩和ケア医の意見も聞きたいということがよくあるのです。

抗がん剤治療をやめるタイミングは、大きく分けて2つあります。

ひとつ目は効き目が期待できる抗がん剤がなくなったときです。前者はがんの種類によっても異なり、使える抗がん剤は無限にあるわけではありません。効果が期待できる全ての薬を使っても、効果がないとされたときには治療継続できません。

2つ目は抗がん剤を継続できる体力がなくなったときです。抗がん剤治療は副作用もありますから、それなりに身体に負担がかかる治療です。薬の種類にもよりますが、一般的には身の回りのことは自分でしっかりできる体調の人が行える治療と言われています。すでに介護が必要な方が、無理に抗がん剤治療を行うことはダメージの方が大きくなるのです。

無理に抗がん剤を続けないほうが体調が整うことも

抗がん剤をやめるという決断は、患者さんにとっては大きなことです。「もう治療できない」「死を待つしかない」という心境になってしまうのは当然なことです。

ですから、先ほどの2つのタイミングを迎えたとしても、無理してでも続けたいと希望される方が少なくありません。効かない抗がん剤しかなくても、奇跡を信じて抗がん剤を続けたいと願う方、体力が落ちていても、なんとか抗がん剤を続けたいと願う方がいます。がん治療の主治医のなかには、そういった願いを無下に断りきれず、抗がん剤を続けて処方して、結果的に負担がより強くなって寿命を縮めてしまう患者さんは後を絶ちません。

しかし、です。無理に抗がん剤を続けない選択をされた患者さんのなかには、そこから緩和ケアを受けながら、むしろ体調が整って元気に過ごせる方も多くいらっしゃるのです。まだ余力を残している状況で抗がん剤を中止することで、抗がん剤治療による副作用や負担がなくなると、むしろ体調としては回復できたと実感することができるのです。余力なくギリギリまで抗がん剤を続けてしまうと、この回復する余地が残らなくなってしまうのです。

例えば、膵臓がんに対して化学療法を行ってきた40代の女性。彼女は抗がん剤による食欲不振も実感されていて、そこまで治療の効果がないくらいだったら、無理して続けずに友達と旅行へ行くなどやりたいことを優先したいと考えていました。いよいよ点滴による抗がん剤の効果がなくなり、「効果は点滴ほど期待できないかもしれませんが、飲み薬の抗がん剤が残されています。どうしますか?」という投げかけが主治医からされたとき、彼女は抗がん剤を終わりにすることを選択しました。その結果、抗がん剤の副作用もなくなり食欲を取り戻し、友人たちと毎月のように元気に旅行へでかけ、美味しく食べることもできるようになりました。もちろん、いずれがんが進行して、さまざまな問題が生じていく可能性は高いのですが、そのときも最期まで緩和ケアのサポートが受けられるのです。

このように「あのとき、抗がん剤を無理に続けないでよかったですね」という会話が、緩和ケア外来ではよく聞かれるのです。大切なのは2つのやめどきのタイミングを考慮することです。

緩和ケア病棟に入院するためにしておきたいこと

緩和ケアは柔軟に利用できる

緩和ケアに専念するとき、入院しなければ受けられないと考える方もいますが、それは勘違いです。もちろん、手術や抗がん剤など特別ながん治療を受けるときには緩和ケア病棟などに入院する選択肢もありますが、緩和ケアは入院しなければ受けられないというわけではありません。

治療の目標は治すことではなく、苦痛を和らげて過ごすことであり、これらの緩和ケアは外来や自宅でも受けることができます。本人の希望やご家族の事情、さらには体調のことなど踏まえながら、どこで過ごしたいかを考えていきましょう。例えば、できるだけ自宅で、可能なら最期まで自宅でという希望をされる方もいるでしょう。一方で、身体がキツくなったり、介護が必要になったりしたときは、緩和ケア病棟に入院したいと考える方もいるでしょう。それぞれの希望を伺いながら、その人に合った過ごし方をオーダーメイドで相談して決められます。

緩和ケア病棟をうまく利用するコツ

では、緩和ケア病棟に入るためにはどうすればいいのでしょうか。

まず緩和ケア病棟は、進行がん患者さんがつらさの緩和を専門的に行う病棟で、緩和ケア医が主治医となって診療し、緩和ケアが得意な看護師が揃った場所です。設備や人材配置などで明確な国の基準があり、全国のどこに緩和ケア病棟があるか行政などのホームページにも明示されています。ただ、緩和ケア病棟は地域によって偏在していて、それなりに多くある地域がある一方で、ほとんどない地域もあります。まずは、皆さんがお住まいの地域に、緩和ケア病棟がどこにあるのかお調べになることが大切です。

そして、緩和ケア病棟は入院したいと思ったときに、いきなり連絡しても入院はできません。ベッド数が限られているため、ほとんどの病院では完全に事前申し込み制です。事前に面談を受けて、緩和ケア病棟での治療方針について納得いただけた場合に、希望時に入院できるようになっているわけです。残念なことに、この事前の面談すら、予約待ちとなっていて、施設によってはこの面談まで数カ月待ち……といった状況もあります。

緩和ケア病棟の面談は、早く申し込んで一切損はありません。申し込んだら、いつか入院しなければならないということもなく、あくまでツバをつけておくような感覚で構いません。進行がんの患者さんで、いずれ緩和ケア病棟を利用するかもしれないと考える場合は、とにかく早めに面談しておかれることをお勧めします。抗がん剤治療中であっても、この面談ができる施設は多くあります（ただし、抗がん剤治療中は面談できない施設もあるので注意が必要です）。

緩和ケア病棟の入院についてのよくある誤解

がん患者さんのなかで混んでいて入れないかもしれないからと、いくつも緩和ケア病棟を申し込んでおかないといけないと思われる方がいらっしゃいます。

これは緩和ケア病棟側によって対応が異なります。

私が勤める病院のように入院が必要なときは救急でもなんでも必ず受け入れるという体制をとっていれば、緩和ケアをすでに受診されている方は基本的に入れます。一方で、救急などの体制がなく、必要時にすぐ受け入れられない病院の場合は、たしかにいくつか相談しておいた方が安心かもしれません。

ですから、その病院の体制を事前に関係者に聞いてチェックしておくとよいでしょう。

また、もうひとつ勘違いされやすいのが、緩和ケア病棟は一度入ったら、死ぬまで退院できないという考えです。緩和ケア病棟で最期を迎えることを希望し、実際にそうなる方も多くいらっしゃいます。ただ、緩和ケア病棟は看取りをするだけが目的ではありません。痛みを和らげ、体調を整え、自宅の環境を調整し、また家で過ごすことを目的に治療することも大切な役割です。

ですから、私の病院でも緩和ケア病棟から自宅に退院される患者さんは多くいらっしゃいます。あくまで緩和ケア病棟は、患者さんのつらさを和らげながら、希望する過ごし方をサポートしているというわけです。

在宅医ガチャで後悔のない治療を

緩和ケアの経験が乏しい在宅医もいる

緩和ケア病棟には設備や人材配置などで国の基準があり、質もそれなりに担保されていると述べました。緩和ケア病棟に勤務する緩和ケア医は、緩和ケアのトレーニングを受けていることがほとんどです。

一方で、自宅で緩和ケアを受ける場合に利用する在宅医や訪問看護には、そういった明確な基準はありません。特に在宅医は、緩和ケアの専門的な研修をしていなくても、誰でもその日から名乗ろうと思えば、在宅医になれてしまいます。

そのため、ほとんど緩和ケアに関わったことがないのにもかかわらず、在宅医として進行がんの患者さんに関わることになる医師もいるのは事実です。もちろん、在宅医のなかには、緩和ケアのトレーニングを積んだ専門家も多くいます。病院の緩和ケア医以上に、つらさの緩和に長けている医師も少なくありません。

前者のような在宅医に診てもらうことになると、つらい症状が出現したときにうまく緩和してもらえず、「つらさを和らげる注射をしてもらえなかった」「苦しんで亡くなった……」「家で過ごしたかったのに救急車を呼ぶことになった……」といった残念な報告を耳にします。

ですから、在宅医の選び方はとても大切です。

一般的に治療してきた病院の相談員、もしくは介護保険のケアマネジャーが選定することが多いようです。緩和ケアが得意な在宅医を選んでくれればよいのですが、スケジュールが空いている先生を優先した結果、後者のような「外れ」が当たることもあるのです。

患者さんの立場でさまざまな発信をされている患者会の方々のなかには、このような当たり外れがある在宅医の現状を「在宅医ガチャ」と呼んで揶揄される方もいらっしゃいます。この指摘は間違っていないと思うのです。おもちゃのガチャであれば外れても笑って済ませられますが、一生に一度の大切な時期を任せる在宅医ですから、ガチャの当たり外れで済ませられるわけがありません。

在宅医を選ぶための3つのポイント

ではどうすればいいのかというと、難しいことはありません。

ぜひ、病院やケアマネジャーに「緩和ケアが得意な先生、看護師さんを選んでください」と強くアピールするのです。こういった話があるだけでも、在宅が得意な医師を選んでくれるように配慮してくれるはずです。その上で候補が挙がったら、ホームページや口コミなどで情報も集めてみてください。

また、緩和ケア医師や看護師らの方が緩和ケアを得意とする在宅医をご存じであることが多いように感じます。そのつながりから紹介してもらうのもよいでしょう。

最後に、医療用麻薬を注射で使うことができるのかどうかも見極めのポイントです。本当に苦しいときには注射が必要になるのですが、これには経験や技術が求められるからです。ですから、「苦しくなったとき、モルヒネの注射をお家で打つことできますか？」と聞くとよいでしょう。「貼り薬の麻薬がありますから」という説明をされた場合は注意が必要です。貼り薬では苦しさは緩和できないのです。

人生の最期を左右する大切な選択。慎重に検討することが大切です。

本章では「もしも」の未来に備えるための知識についてお話しました。

次章では、「生きる」ためにがんと付き合った4人の患者さんのストーリーを紹介します。腫瘍が小さくなって経過観察となったがんサバイバーの方や自分らしく「生きる」ためにがんと向き合った方など、皆さんにとってヒントとなる内容になっているはずです。

第7章

事例から見る4人のがん治療

※本書で取り扱っている事例はプライバシー保護の観点から名前等など情報を加工しています

Profile

長野美枝さん　51歳女性

都市部のマンションで一人暮らし

独身。家族は1時間の距離に住む妹（香奈）のみ

美枝は長年、一流企業の研究員としてバリバリ勤めてきた50代の女性です。仕事に明け暮れながらも、休暇には一人でヨーロッパ旅行に出かけるなど活動的に過ごしていました。ずっと独身を貫き通し、家族といえば妹の香奈のみ。香奈ともそこまで交流が深いわけではなく、正月にお互い集まるくらいの関係性でした。

そんな美枝が、お腹の痛みのために病院を受診したのは、香奈と会った直後の1月でした。正月に食べ過ぎたせいで痛いのかなと思って検査を受けたら、言われた病名は卵巣がん。お腹のなかに大きな腫瘍ができているという説明で、緊急入院となりました。

入院して抗がん剤治療を開始してからも、お腹の痛みはなかなか楽にならず、痛くなる一方でした。

産婦人科の主治医の先生からは次のような説明を受けます。

「抗がん剤治療は開始していますが、すぐに効くわけではありません。痛みが強いので緩和ケアの先生にも診てもらいましょう」

その日の午後、緩和ケアチームのメンバーと名乗る3人が病室を訪れました。

「長野さん、はじめまして。緩和ケア医の三浦と言います。あと、一緒に緩和ケアを専門にしている看護師の片岡、そして薬剤師の鷹野も同席させてください。痛みでだいぶおつらいと主治医の先生からお聞きしてきました」

「そうなんです。痛み止めの点滴をしてもらっても効かなくて、夜も痛くて眠れないんです」

美枝は定期的に飲んでいる一般的な痛み止めが効かず、追加で点滴の痛み止めをしてもらうのですが、それも効果なく夜も眠れないほどつらい状況でした。

「そうでしたか。長野さんはいま痛みがとても強くなっているタイミングなので、すぐ楽になるよう注射の痛み止めを調整します。使うのは医療用の麻薬の痛み止めになります」

「えっ？　麻薬⁉　それ、危なくないんですか？」

「いま使用している薬よりは強い薬ですが、私たち緩和ケアの専門家が適切に使うことで、安全に使うことができます。できるだけ早く楽になるように、私たちも一緒にみていきますから使ってみませんか」

麻薬を使うということに不安は残りましたが、痛みで我慢し続けるのはもっとつらかったので、まずは緩和ケアチームの言葉を信じて、美枝は医療用麻薬の注射をはじめてみることを決心しました。

三浦医師が薬の処方や指示を出している間に、看護師の片岡氏が美枝の話を聞き続けます。

「年末までは普通に仕事をしていたのに、急にこんなふうになってしまって。妹や職場の人たちにも心配させてしまっているんです」

痛みのことだけでなく、いろいろと溜まっていた不安ごとを表出した美枝は泣き出してしまいます。

「そうだったんですね。早く痛みが和らいで退院できるように私たちも応援しますから、なんでもお話を聞かせてくださいね」

薬剤師の鷹野氏は、三浦医師の説明を補足する形で医療用麻薬について説明します。

「最初だけ気持ち悪くなることがありますが、そのときはすぐ教えてくださいね。吐き気止めの注射をすればすぐ治りますから」

「そう対処してくれると聞いたら安心できます」

その日の夕方から開始された医療用麻薬の注射。薬は小型のポンプを用いて、持続的に皮膚へ注射されていきます。ただ、それでも痛いときは、ポンプの脇についたボタンを押していいように言われていました。これはPCA（自己調節鎮痛法）といって、痛いときに自分で薬を追加することで迅速に痛みを和らげることができるものでした。

夕食後の時間に三浦医師はまた病室を訪れます。

「長野さん、どうですか？」

「あ、先生。何度かボタンを押してみたら、だいぶ痛みは楽になりました。心配していた吐き気も大丈夫そうです」

「楽になったようでよかったです。もう少しだけ量を調整すれば、今夜は楽に休めると思いますよ」

「ありがとうございます。緩和ケアを受けて、本当によかったです」

その後、毎日のように緩和ケアチームは美枝の病室を訪れては、痛み止めの調整を行いました。

やがて抗がん剤治療が効果を認めたのか腫瘍も縮小し、痛みも落ち着いていきました。医療用麻薬も注射から飲み薬に変更となり、すっかり落ち着いて退院することができたのです。


退院後の緩和ケア外来。美枝は香奈と一緒に受診しました。

「いま、産婦人科の診察も終えました。このまま順調にいけば手術で腫瘍を取りきれそうだって言われました。入院したときなんて、香奈はもうダメかもって思ったくらいひどかったんですから。それが、緩和ケアのおかげで、治療をがんばれたので本当にありがとうございます」

「よかったですね。美枝さんが前向きに取り組まれた成果が出たのだと思いますよ。これからも一緒にがんばっていきますからね」

医師も手応えを感じていました。その後、美枝は抗がん剤治療を4クール実施したあと、根治するための手術を受けることができました。

手術を終えたあとも、再発を予防するための抗がん剤は続きます。その頃にはお腹の痛みはすっかりよくなったのですが、代わりに美枝を悩ませているのが手足の痺れと痛みでした。タキソールという抗がん剤の影響で、末梢神経障害という副作用が悪化していたのです。

「お腹の痛みに使っていた医療用麻薬が、手足の痛みにも効くからちょうどいいです」

「できるだけ冷やさないようにしてくださいね」

医療用麻薬はがんによる痛みだけでなく、抗がん剤の副作用による痛みに対しても使うことがあります。

「仕事していると手が痛くなってくるから、レスキューが欠かせないです」

「長野さんはパソコン仕事ですものね。でも、お薬の使い方は慣れているから言うことないです」

「会社の皆、私が病人じゃないと思って、普通にこき使ってくるから困っちゃうんです」

仕事にも完全に復帰している美枝は、仕事の前に医療用麻薬のレスキュー薬（頓用）を追加して、仕事の最中に手先が痛くならないように工夫しているのです。美枝の見た目は、1年前に生死を彷徨《さまよ》う状況だったがん患者とは思えない、キャリアウーマンのような雰囲気です。緩和ケア外来では、いつも嬉しそうに普段通り生活できることや、会社の愚痴などを話していきます。

そんな美枝の抗がん剤治療もついに卒業となりました。これからは経過観察となったのです。

「抗がん剤はやらなくなっても、緩和ケアはこれからも続けていきます」

Memo

ポイント

- がんと診断されたときから緩和ケアは受けられる
- 痛みが強いときは医療用麻薬を注射で投与し、迅速に和らげることができる
- 手足の痺れ（末梢神経障害）にも医療用麻薬を使うことができる
- 緩和ケアを受けながら、がんが治ることもある

Profile

田村和男さん　63歳男性

郊外の一戸建てに2歳年下で専業主婦の妻（佳奈）と2人暮らし
2人の息子（弘志と昌一）はいずれも独立し、離れたところに居住
長年、商社の営業として勤務し、定年退職を間際に控える

和男は大手企業で営業職を務める60代の会社員。管理職として若手を束ねる役割を担っています。子どもたちもすでに結婚して、定年後は妻と2人で趣味の山登りや旅行へでも行こうかと話していました。

和男は年末頃から、少し体重が減ってきていたのですが、健康のために会社の通勤で一駅分を歩いていた成果かなと気にとめていませんでした。しかし、春先からご飯を食べるとお腹が痛むこともあり、妻も心配したので、和男は近所の胃腸科を受診しました。

そこでは胃薬を処方されたのですが、1カ月経っても調子は変わりませんでした。胃腸科の医師は内視鏡検査を和男に勧めます。和男は「そんな大袈裟な」と思いながらも検査を受けると、医師は血相を変えて次のように伝えました。

「胃がんかもしれないからすぐに大きな病院を受診した方がよい」

和男は内視鏡を勧めてくれたことと大学病院への紹介状を用意してくれたことへの感謝の気持ちを伝えて、今度は自宅からそう遠くない大学病院を受診しました。

紹介状の記載を確認した大学病院では、改めて内視鏡検査、加えて採血やCTなどの検査も受けました。

検査結果は、和男の期待からは大きく外れるものでした。

「田村さん、やはり胃がんでした。本来は手術ができればよいのですが、残念ながらすでに病気は胃のなかにとどまっておらず、肝臓へ転移してしまっていました。手術ではなく田村さんの胃がんに合いそうな抗がん剤がありますので、それを使用していきましょう」

がんだったことに加えて、転移という言葉に、和男はショックを隠しきれません。

「手術できないのか。いつまで治療することになるんだ。仕事はどうしたらいい？定年を迎えたら旅行へ行こうと言っていたのに、それどころではなくなってしまったのか……」

主治医からの説明を一緒に聞いた妻の佳奈は、夫を励ますように言うしかありません。

「抗がん剤治療ができるんだからよかったじゃない。私も精一杯応援するから、がんばりましょう」

和男は、その翌週から抗がん剤治療を開始しました。

治療はオキサリプラチンにニボルマブという点滴を3週間おきに投与し、その間の2週間だけS－1という飲み薬の抗がん剤を飲み続ける治療でした。

先々の見通しもよくわからず、仕事をどうしたらいいかなど解決しないまま、流れるように始まった抗がん剤治療。初回の治療を終えて、佳奈と家に戻ります。

「職場には接待で食べ過ぎて胃の調子が悪いから、病院に通うことにしたと話しておくよ」

「そうね。でも、ずっと治療が続くなら、職場の方にも隠してはおけないんじゃないかしら。食事も大切よね。そういえば、弘志ががんにいいという食事の本を送ってくれたわよ」

佳奈は少しでも夫のために、なにかできることをしたいと考えていました。子どもたちも心配していろいろとアドバイスしてきます。しかし、本やネットで得られる情報にはさまざまなことが書かれていて、なにが本当のことなのか、なにをしたらよいのか、よくわかりませんでした。

少しでも栄養をつけてもらいたいと、本に書かれていることを参考にしつつ、いろいろ工夫する佳奈でしたが、夫は多く食べようとしません。抗がん剤治療の副作用なのか、身体も少し怠いようです。

「食事は食べやすいものでいいよ。なんか疲れたし、それに食べるとお腹も痛くなるから、そんなにいっぱいは食べたくないんだ」

胃がんが見つかったときから、和男は食事後の腹痛を自覚していました。主治医からは毎回の食後に飲む用の軽い痛み止めをもらっていましたが、あまり効果はないようです。

あまり食べようとしない和男を佳奈は心配して言います。

「今度、先生に相談してみましょうよ」

「うーん、せっかく治療してくれているのに、痛みのことなんか相談してよいのかな」

次の診察日。佳奈にせっつかれて食後の腹痛のことを主治医に相談します。

「そうですか、いまのお薬は軽いものですからね。がんの痛みには医療用麻薬の方が効くんですよ。今度、緩和ケアの先生を紹介しますから受診してみてください」

緩和ケアという言葉に衝撃を受ける和男。

「緩和ケア……それって末期の人が行くところじゃないんですか？　それに麻薬って、そんなに僕の病気は悪いんですか？」

佳奈も不安そうな表情で横で頷きます。

「いまは緩和ケアは、がん治療しながらでも受けられるものです。痛みの治療の専門家ですから、いちど受診してみてください」

主治医からは勧められるままに、和男と佳奈は緩和ケアの外来を受診することになりました。

「緩和ケアっていうことは、もう助からない病気だから先生から見捨てられるっていうことなんじゃないのかな」

和男は気落ちしたまま、緩和ケアの受診日を迎えました。

緩和ケア外来は同じ病院の別のフロアに診察室がありました。

診察室に案内されると、恰幅のよい穏やかな表情をしている医師が座っていました。看護師も横に同席しています。

「田村さん、はじめまして。緩和ケアの医師をしている青山です。がん治療の先生からご紹介いただきました。今日は看護師と一緒にお話を聞かせてくださいね。痛みで困っていると聞いていますが、いまはいかがでしょうか？」

時間に追われている雰囲気だった主治医より、いろいろと時間をかけて話せそうな雰囲気を感じた和男は、痛みのことを詳しく相談してみました。

「普段はそこまでではないのですが、ご飯を食べるとお腹が痛くなってしまって。それで、いただいている痛み止めを飲むんですけど、効いているかよくわからなくて」

佳奈も補足するように話します。

「痛みのせいか、あまりご飯も食べてくれなくて……。いろいろと身体にいいと思って作っているんですけど、もっと痩せてしまったら身体がもつか心配なんです」

「痛みを我慢していたんですね。たしかにいま飲まれている痛み止めも悪くはありませんが、いまの田村さんの痛みには十分ではないかもしれませんね。もう少し効く痛み止めを考えましょう」

「それは麻薬でしょうか？　主治医の先生から麻薬を使った方がいいかもと言われてこちらにきたんです」

「そうですね、医療用の麻薬の成分の痛み止めを使うのがよいと思います。ただ、田村さんは麻薬という言葉に抵抗感があるみたいですね」

「はい、麻薬と聞いて、自分の状態はそんなに悪いのかなと……。緩和ケアって言われて、もう治らないからこちらに回されたのかなって思ってしまいます」

和男は少し涙目になりながら、ずっと思っていた不安をぶちまけます。

「医療用麻薬も〝麻薬〟という言葉のイメージが悪いですが、私の言う通りうまく使えば、もう少し楽に過ごせるようになるはずです。頭がおかしくなってしまうといった副作用なども心配もありませんから、まず使ってみませんか。今日はお試しくらいの気持ちで結構ですので、使えるものからお出ししてみます」

親身になってくれる様子に、和男は提案を受け入れることにしました。まず医療用麻薬のなかでも、レスキューと呼ばれる種類の薬を試すことになりました。これは痛いときに追加する用の薬で、効果は早いけれど、効いている時間は短いので、たとえ使って悪いことが起こっても短時間で済むから安心して使えるということでした。

　レスキューを使うタイミングについても細かく説明を受けました。

「田村さんの痛みは、食事をすると胃が刺激されて悪化するものと思われます。なので、食べてから痛み止めを飲んでも手遅れなのですよ。食べる前にこのレスキューを飲むとよいでしょう。予防で使うという考え方です。飲んで30分くらいで効いてくるから、食べる30分前に飲むのが理想的です」

　薬は食後に飲むものだと思い込んでいた和男は驚きました。

「食事の前に痛み止めを飲んでもよいのですね。なんとなく胃に悪いと思っていました」

「薬によっては食後の方がよいものもありますが、医療用麻薬は食事に関係ないのです。一番効いてほしいタイミングに合わせて飲むのが大切ですよ」

　細かく飲むタイミングまで納得がいく説明を受け、和男は不安だった気持ちがほぐれていくのを実感しました。副作用についての説明も受けます。

「そこまで心配な副作用はないのですが、飲み始めに気持ち悪くなったり、眠くなったりする方が少しいらっしゃいます。初めての薬に身体がビックリして生じるものです。すぐ身体も慣れてくるので、これが続く心配はありません。でも、気持ち悪くて食べられないのでは困ってしまいますから、念のために吐き気止めはお渡ししておきます」

抗がん剤を点滴したあとでも、少しムカムカすることを思い出した和男。吐き気止めをもらっておけるのは安心でした。

「ただ、申し訳ないのですが、ずっとお付き合いする副作用として、便が硬くなってしまうかもしれません。そのため、下剤も処方させてください」

もともと便秘とは無縁であった和男は、「はい」と頷きます。

看護師からも薬の使用方法を再度確認してもらい、初回の緩和ケア診察を終えました。気づけば30分近くが経っていました。

「こんなに親切にしてもらえるなんて、ありがたかった」

あれだけ抵抗感があった緩和ケアの診察でしたが、いつの間にか次回の診察が頼もしく感じるようになりました。

2週間が経ち、和男と佳奈は緩和ケア外来を受診します。

「先生！　薬、効いています。食事の前に飲んだら、前よりも痛みがなくなりました。食事も以前より食べられるようになった気がします」

嬉しそうに報告する和男。佳奈も安心したような表情でこう言います。

「前は食事のとき、ずっとしかめっ面で機嫌悪かったんです。でも、医療用麻薬をもらってから、機嫌もよくなって。やっぱり痛みを我慢していてはダメだったんですね」

「それはよかったですね。副作用は大丈夫でしたか？」

「はい。気持ち悪くもなりませんでした。吐き気止めをもらっていたので、安心でした。ただ、先生が予想していたように少し便が硬くなってきました。また下剤もいただいていいですか？」

「そうでしたか。便秘の薬もいろいろありますから、また調整していきましょう。他にお困りのことはないですか？　抗がん剤の方はいかがですか？」

緩和ケアへの最初の不安が嘘のように消え去っていた和男は、いろいろ思っていた不安を一気に語り出しました。

痛みが楽になっても抗がん剤を点滴したあとは、食事を美味しく食べられないこと。

　がん治療に関する食事の情報はいろいろあって、どうしたらよいかわからないこと。定年退職後は、佳奈と楽しいことをして過ごすつもりだったのに、もう叶わないのか。治療はいつまで続くのか、自分はどうなってしまうのかといったことです。

　青山医師は一つ一つ丁寧にお話を聞きました。

「治療を開始するときから、もっといろいろとお聞きできていたらよかったですね。これから、ずっと一緒に診ていきますから、相談しながらやっていきましょう」

　診断時から緩和ケアは必要と言われながらも、実際のところほとんどの病院ではこういった困りごとに対して、十分な対応ができていません。和男は痛みのことで緩和ケア外来に来ることができましたが、痛みがなかったら、ずっと悩みを抱えながら過ごしていたことでしょう。


　その後、和男は、がん治療を受けながら、緩和ケア外来にも通い続け、体調の変化に合わせて身体を楽にする治療も受けることができました。それから数カ月して受けたＣＴの結果では、抗がん剤の効果が出て、だいぶ腫瘍の影が小さくなっていました。緩和ケア外来で、和男は嬉しそうに報告しました。
「先生！　抗がん剤が効いていたみたいです。まだわからないけれど、このままうまくいけば、手術できるかもしれないと言われました。先生が痛みを和らげてくれたおかげで、ここまでがんばれました。これからもがんばりますから、よろしくお願いしますね」
「それは本当によかったです。治療は長く続きますから、これからも一緒にやっていきましょうね」

抗がん剤治療がうまくいっているときも、そうでないときもあるでしょう。そのときどきで生ずる悩みや困りごとに一緒に関わりながら、ずっと緩和ケアは伴走していくのです。

このように緩和ケアはがんと診断されたときから必要です。がんと診断された方で、何も悩みや困りごとがない人などいません。主治医がすべてを聞いてくれるならばよいですが、限られた時間のなかでは難しいでしょう。

ただ、誰もが緩和ケア医を受診できるわけでもありません。がん相談支援センタ

―など、身近に困ったことを相談できる場を見つけることからはじめてみましょう。

Memo

ポイント

- 緩和ケアは終末期の患者さんだけのものではない
- 医療用麻薬は病気の時期を問わず安全に使える
- 痛み止めは痛みを予測して、早めに使うことが大切
- 医療用麻薬の副作用は怖くない
- 診断時から困りや悩みごとを緩和ケアで相談すべき

Profile

野口千佳さん　72歳女性

都市部のマンションに同い年の夫（隆）、長女（美希）と3人暮らし
長男（和史）は離れたところに居住
60歳までパートをしていたが、その後は趣味などして自由に過ごしていた

千佳は主婦として家庭を支えながら、自身も60歳までパートとして外で働いていました。そのあとは夫である隆の理解もあり、趣味のフラダンスを友人たちと一緒に楽しむなど、自由な生活を過ごしてきました。同居する長女の美希は会社勤めで忙しくしており、家事は千佳が中心になって続けています。

そんな千佳に大腸がんが見つかったのは、5年前のことです。

少し前から便秘気味だったのですが、たいして気に留めずにいたところ、お腹の痛みが急に悪化して救急に駆け込んだのがきっかけでした。手術で大腸の一部を切除して、追加で抗がん剤治療（オキサリプラチンという点滴と、カペシタビンという飲み薬の組み合わせ）を3カ月ほど行いましたが、3年前に定期的なCT検査で腹膜播種《ふくまくはしゅ》による再発と診断されてしまいました。腹膜播種とは、種が播かれたよう

にお腹のなかにがん細胞が散らばっている状態を意味します。

再発はショックでしたが、前向きに治療に取り組んできました。治療は抗がん剤治療で、いくつかの点滴を組み合わせて行うものでした。長時間、定期的に点滴することになるので、「中心静脈ポート」という点滴のための装置を、鎖骨の下に埋め込む処置も受けました。

最初、この処置を受けるときには抵抗感があった千佳でしたが、いざやってみるとかえって楽になったことを喜んでいました。夫にも次のように伝えていました。

「白井さんが言っていたとおり、ポートにしてみて本当によかったわ。前みたいに何度も点滴を刺されなくて済むし。白井さんは、なんでも話しやすいから、いろいろ聞けちゃうの」

「へー、よかったじゃないか」

白井氏は、千佳が通院する病院の外来で、化学療法室を担当する看護師です。定期的に点滴を打つために通う千佳は、白井看護師を信頼して、よく話を聞いてもらっていました。主治医から勧められた中心静脈ポートを実施するかどうかは迷っていた千佳でしたが、白井看護師からも具体的に写真とか見せてもらって話を聞いて、処置してみる決心がついたという経緯でした。

久しぶりのCT検査の結果を聞きに行く日です。そういえば最近、お腹の張りが気になってはいたものの、便秘気味なのかしらと特に心配はしていませんでした。

しかし、主治医からの説明は、また千佳の気持ちを暗くさせるものでした。

「野口さん、CTの結果ですけれど、腹膜播種が悪化したことでお腹のなかに水が溜まってきているようです。いまの抗がん剤はもう合わないみたいですから、また別の治療に変えましょう。以前、使用していたオキサリプラチンもまた使います」

「えっ、効いていないだなんて、そんな……こんなにがんばって続けてきたのに」

実は千佳の抗がん剤治療が変更になるのは、これが初めてではありません。これまでも2回ほど効き目がなくなって、抗がん剤の組み合わせを変えたことがありました。そのときは、また治療を変えた方が効果あるならと前向きに受け止めることもできました。ただ、今回ばかりは千佳のショックは大きいものでした。

「もう3年も続けてきたのに、いつまで続けないといけないの。それに、次の治療で使うオキサリプラチンって痺れの副作用が強いのよね。以前に使ったときの痺れがまだ残っていて、これ以上痺れるようだとフラダンスを再開するなんて、夢のまた夢だわ……」

診察のあと、化学療法室へ移動した千佳は、白井看護師に気持ちをぶちまけました。

「そうですよね、野口さんは長くがんばってきましたものね。……野口さん、今度緩和ケアの先生のところに行ってみませんか。きっと、これからの治療のことも含めて、力になってくれると思うの。ご主人や娘さんも来られたらぜひ」

「緩和ケア？　もう抗がん剤は止めた方がいいということ？」

「違います。いまは抗がん剤をしながらも、緩和ケアを受ける人が多いんですよ。私から主治医の先生に頼んでおきますから」

白井看護師は、そういって次回の外来受診日に合わせて、緩和ケア外来の予約をとってくれました。千佳は緩和ケアという言葉に不安を感じつつも、信頼を寄せている白井看護師の勧めということもあり、言われたとおりに受診してみることにしました。

緩和ケアの診察日です。

夫の隆と長女の美希にも話して、一緒に付き添ってもらいました。隆も緩和ケアと聞いて不安に感じています。

順番が来て、緩和ケア外来の看護師がなかへ案内してくれました。

「野口さんですね、はじめまして。緩和ケア科の関根といいます。主治医の先生と、化学療法室の白井さんからお話をお聞きしていますよ。これまで、治療をがんばってきたんですね」

白井看護師が緩和ケア医にしっかり申し送りをしてくれていると聞き、千佳は少し安心して話を始めました。

「再発したときはショックだったけど、またがんばろうと思ってこれまで3年間治療を続けてきたんです。友達たちと続けていたフラダンスも、疲れが溜まるからってお休みしてがんばったんです。でも、今回また治療が効いてないって言われて、いつまでこれを続けなければならないのって、すごく悲しくなってしまって」

「そうでしたか……ずっとがんばってきたのに、効かないと言われてしまい、いつまで治療が続くか先が見えないのはおつらいですよね」

「はい、それに、またあの痺れる薬を使うって聞いて、それじゃあもうフラダンスを再開するのは諦めないといけないと思って」

夫の隆は妻が生きるために、治療を続けることが大切と考えているようで、次のように関根医師に質問しました。

「先生。治療は続けなければならないし、そのためにはフラダンスを諦めるしかないんですよね？」

「もちろん、治療を続けることは大切です。でも野口さんが生きていく上で、フラダンスという目標も同じくらい大切なのであれば、どちらも諦める必要はありません。野口さん、このフラダンスの話などは、主治医の先生にはお話されたことはありますか？」

「いえ、いつも治療のことばかりで、そんなこと話せません。その代わりに白井さんがいろいろと聞いてくれていたんです」

「そうでしたか。白井さんは本当に野口さんにとって大切な存在ですね」

「はい。白井さんがいたから、ここまでがんばってこれたと思っているんです」

化学療法室に勤務する白井看護師は、決して緩和ケアの専門家ではありません。でも、美希にとってこれまで最高の緩和ケアをしてくれていたのが白井看護師だったのです。

関根医師は3人に話します。

「痺れの治療は簡単ではないのですが、少なくとも悪化させないようにはできるかもしれません。野口さんは冷たいものなど触ると、手先の痺れや痛みはどうですか?」

「はい、特に冷たいものを触ると、ビリビリ痺れて痛くもなるんです」

「そうですよね。やはり抗がん剤による末梢神経障害という副作用です。いまは少しでもよくできる可能性がある薬もありますし、せめて抗がん剤をしてもいま以上には悪化させないことはできるかもしれません」

「そうなんですか? そういうのは初めて聞きました」

「いろいろ試してみましょう」と、関根医師はタリージェという薬を処方してくれました。

「ただ、主治医の先生にもフラダンスのこと、お話してみましょう。きっと、聞いたら配慮してくれると思いますよ」

後日、関根医師らから話を聞いた主治医は、診察で次のように伝えてくれました。

「野口さん、そういうこともっと早く言ってくださいよ。関根先生の治療で痺れが治ればいいけれど、もしオキサリプラチンでさらに悪化したときには、痺れが出にくい薬に変更することも考えます。できたらフラダンスを再開できたらいいですし、そうでなくても痺れがひどくなって日常生活もままならなくなったら困ります」

一緒に話を聞いていた美希は涙ぐんでいます。千佳も声を弾ませます。

「これなら、やっていけそうな気がしてきたわ」

こうして千佳は緩和ケアで痺れの治療も受けながら、抗がん剤治療を続けていきました。フラダンスの本格的な再開まではできませんでしたが、友人たちが続けていた練習や大会に顔を出すなどして、フラダンスに関わり続けることができました。

そこから1年の年月が過ぎました。

千佳は主治医の通院に合わせて、緩和ケア外来にも通院して、関根医師の診察を受け続けました。このときには、お腹の張りに併せて痛みも出現していたために、関根医師の処方により医療用麻薬も使用していました。その効果もあって、痛みでそこまで困ることなく生活を続けられていました。

そんなある日の診察のことです。一緒に隆や美希も付き添っています。

「ねえ、関根先生。がんの最期ってやっぱり苦しいのかしら。私、できるだけ眠るように死にたいんです」

「ちょっと、お母さん、なに言ってるの」

「だって、主治医の先生からも、いま飲んでいる抗がん剤が効かなくなったら、次の治療はないかもしれないって言われているし。そろそろ限界が近いって、自分のことなんだから私が一番よくわかるわ。もう覚悟はしているのよ」

ひととおり3人から話を聞いた関根医師は切り出します。

「野口さんは、これまでさまざまな治療をがんばってきましたね。もちろん、最期を迎えようとするときは、それなりに痛みや苦しみが出ることはあります。そのため、いまも使用しているような医療用麻薬をうまく使って、できるだけ和らげることを約束します。ただ、場合によってはそれでもどうしても苦しさが和らがないときもあるのは事実です。

そういったとき、最後の手段として鎮静といって、麻酔のような薬を使って眠るようにして最期を過ごすという方法があります。これは会話などが難しくなってしまう可能性もあるので、ご本人やご家族のお気持ちをよく確認してから行うようにしています。野口さんはこの鎮静の話を聞いて、どのようにお感じになりましたか？」

「そういう話を聞いて、とても安心しました。眠るように死ぬことができるって、これまでがんばってきた私にしてみたら、最後のご褒美のようなものです」

隆や美希が千佳の想いを汲み取ります。

「できるだけがんばってほしいけど、でも最期は苦しんでほしくない」

関根医師がうなずき、口を開きます。

「とても大切なことなので、必要なときに鎮静も受けられるよう、しっかりとカルテに書いておきます。また気持ちが変わったりしたら、いつでも教えてください」

「はい、先生。でも、最期のことが不安だったから、とても安心できました」

「よかったです。でも、最期のことばかりではなくて、これからどう過ごすかも大切です。どこかでガクッとさらに体力が落ちてくるかもしれません。先のことまでよく考えている野口さんだから言いますが、もしなにかやっておきたいことがあれば、いまの時間を大切に過ごしてくださいね」

関根医師とこれからの過ごし方についての相談を続けた3人は、行けるうちに行こうと、遠方に住む長男の和史やその子供たちも連れ立って、一緒に温泉旅館に泊まりがけで出かけました。以前からいつか行こうと話していた旅行でしたが、関根医師が背中を押してくれなければ、チャンスを逃がしていたかもしれません。

それから1カ月後、千佳は急な腹痛をきっかけに緊急入院となりました。

診断は腸閉塞。腫瘍が大きくなって、腸が完全に塞がってしまったとのことでした。もう抗がん剤の効果もないと判断され、これからは緩和ケアを中心にやっていきましょうという説明が主治医からなされました。

関根医師が緩和ケアチームの看護師とともに病室を訪れます。

「痛みはモルヒネを注射で投与しているので、なんとか抑えられています。これから入院していた方がよければ、緩和ケア病棟に移ることができます。そこでは、私が主治医として最期まで診させていただきます。ただ、自宅に帰ることもできるでしょう。在宅の先生にお願いしますから」

「先生、緩和ケア病棟に入れてください。あとは先生のもとで苦しくなく最期を過ごしたいの。それに美希も仕事しているし、看病で大変な思いをさせたくないわ」

「緩和ケア病棟に移っても、腸閉塞に対して必要な治療は同じように続けますし、あえて命を縮めるようなことはありません。でも、苦しくさせてまで長らえるような無理な延命治療はしないですし、それが奥様のご希望でしたよね」

こうして、緩和ケア病棟に移った千佳は、関根医師による適切な治療で痛みを和らげて最期まで過ごすことができました。病棟の落ち着いた環境により、千佳は心も穏やかに過ごせ、家族も毎日のように面会に来られました。必要なときにはと話し合っていた鎮静は最期まで行うことなく、千佳は穏やかに旅立ちました。

Memo

ポイント

- 緩和ケアは専門家だけが行うものではない
- がん治療を長く続けるつらさも緩和ケアの対象
- 治療を続けるだけでなく、人生で大切なものを支えるのが緩和ケア
- 最期を眠るように過ごす鎮静という選択肢は、前もって話し合えるとよい
- がん患者は最期に急激に悪化することがあり、やりたいことは早めにしておく
- 緩和ケア病棟は寿命を縮めることなく、最期まで自分らしく過ごすための場

Profile

佐藤千秋さん　47歳女性

都市部のマンションで3歳年上の夫（弘志）、高校生の長女（愛菜）と3人暮らし
一人娘の出産後も雑誌の編集者として勤務。子育てしながら、自分のキャリアも大切に必死に働き、子育てと仕事だけで精一杯の生活。来年大学受験を控える長女の愛菜の成長がなによりの楽しみ

千秋に乳がんが見つかったのは、いまから7年前で40歳のときでした。自分で右の乳房にしこりを見つけ、病院を受診したのがきっかけでした。近くのリンパ節に転移はしていたものの、手術と放射線治療、そして術後の点滴による抗がん剤治療で治療をやり遂げました。

しかし2年後の定期診察で、残念ながら肺に転移していることが判明します。

それから5年間、効果がなくなるごとにホルモン剤や抗がん剤の種類を何度も変えながら、治療を続けてきました。副作用はさまざまで、食欲がなくなることもあれば、髪の毛が抜けたときはウィッグをつけ、手先が痺れ、身体も怠くなることがありました。

乳腺外来でのある日の診察のことです。主治医からこんな話がありました。

「佐藤さん、いまの抗がん剤が効かなくなると、あと使える薬はひとつか2つくらいなんですよね。できるだけ続けていけたらいいですが、緩和ケアについても少し考えておいた方がよいかもしれませんよ」

「えっ、緩和ケアですか？」

千秋も緩和ケアについては聞いたことはありました。治療中から受けることができるということも知っていました。ただ、どうしても緩和ケアというと、死に近づいていくイメージを持ってしまうので、まだ自分には早いのではないかと考えていました。

その日はとりあえず、抗がん剤の点滴を受けて病院をあとにしましたが、たまたま帰り際に同じ乳がんで、抗がん剤治療中の真鍋さんに声をかけられました。乳腺外来は長く通院している患者さんが多く、同じ時期に治療されている患者さんは、女性同士で仲良くなる人も少なくありません。

真鍋さんは千秋より一回り年上の女性です。いつもいろいろと情報交換しながら、励まし合ってやってきました。

「今日、先生から緩和ケア勧められちゃった。あまり使える薬も残っていないんだって。真鍋さん緩和ケアに通っているんだよね。どんなところ？　怖くない？」

「全然怖くないよ。とてもいい先生で、もっと早く行けばよかったかもって思っている。正直、乳腺の外来は混んでるから、あまり細かいことまで聞けないでしょ。緩和の先生はどんなことでも相談に乗ってくれるし、これもくれたのよ」

そう言って真鍋さんが千秋に差し出して見せてくれたのは、青色の細長い袋に包装された水薬「オプソ」です。

「え？　モルヒネ⁉」

思わず、千秋は驚いてしまいます。

「うん、でもこれ飲むと、楽に動けるようになったの」

真鍋さんは腰の骨にがんの転移があり、痛みで困っていることは知っていました。

「そうなんだ、よかったね。そんなにいいなら、私も行ってみようかな」

こうして千秋は真鍋さんの勧めもあり、次の外来のときに緩和ケア宛の紹介状を書いてもらいました。

ある日、夫の弘志と一緒に緩和ケア外来を受診しました。

緩和ケア外来で初めて話した高橋医師は、とても温和そうな雰囲気でした。

「はじめまして。真鍋さんと仲がいいんですってね」

「はい。主治医の先生から、そろそろ治療の限界も近いから、緩和ケアを探しておきなさいって言われていたんですけど、緩和ケアって怖いなって思っていたので二の足を踏んでいました」

「そうでしたか。真鍋さんもそうですが、抗がん剤治療しながら、緩和ケアも一緒に通われている方は多くいらっしゃいますよ。なにも抗がん剤治療ができなくなったときのためだけではありません。いまの治療が少しでもうまくいくように応援させてください。体調はいかがですか？」

千秋は長く抗がん剤治療など続けてきて、だいぶ疲れやすくなっていること、あまり食事を摂れないことがあること、また肺の転移の影響か、歩いていると息切れがしてしまい、外出が前よりも思うようにいかなくなっていることなど、気になっていることを順にお話ししました。

高橋医師は千秋が普段もらっている薬を確認しながら、指にパルスオキシメーターを装着して、酸素飽和濃度を測定しました。

「うん。いまは酸素は大丈夫ですね。ただ、動き出すと悪くなるのかもしれません。

佐藤さんにはオプソというお薬がよさそうですね」

「オプソって、たしか真鍋さんも使っているモルヒネの薬ですよね。私は痛みはないですよ」

「真鍋さんは痛みで使用していますが、モルヒネは苦しさにも効くんですよ」

高橋医師はオプソの詳しい使い方を説明しました。苦しいときだけ飲めばよいということで、外出するときなどにいつでも飲めるよう持ち歩くとよいこと。そして、今日みたいにお出かけするときは、30分前に飲んでから出かけるという予防で使う方法もあることを話したのです。

「オプソをうまく使うと、きっと前より楽にお出かけしたり、家でもやりたいことができたりします。家事やお風呂の前に飲んでも大丈夫ですよ」

「あと最近、昔はけっこう食べる方だったんですけど、痩せてきたような気もしています。そのせいで体力も落ちているのかなって」

高橋医師は紹介状に添付されていた最近の血液検査の結果を確認します。

「たしかに、栄養のなかで特にタンパク質のアルブミンという値が、下がってはきていますね。がんはどういうふうに進行していくのか、皆さん心配されるのですけれど、基本的には体力が落ちていく病です。痛みや苦しいのはモルヒネなどでなんとかできても、体力の低下はまた別の問題になるわけです。あまり食べられないということについて、もう少し詳しく教えていただけませんか」

千秋は正直に現在の状態を伝えます。

「いつも食べられないというわけではないのです。ただ、抗がん剤を点滴したあとは、しばらく食欲が落ちてしまいます。食べたくないわけじゃないけど、なんか簡単で済ませてしまおうって、パンやお菓子だけにしちゃうこともあるんです」

「なるほど、抗がん剤のあとは食べられない方もいらっしゃいますよね。ただ、タンパク質が足りないと、歩くための筋力などが弱ってしまう心配があります」

高橋医師はいくつか資料を見せて、パックや缶に入った栄養補助食品について説明し勧めてくれました。甘いのが好きな千秋には栄養面でいいだろうとのことでした。

「バランスよく食事が摂れるときはそれでいいですけれど、あまりタンパク質が摂れないときは、こういうのでうまく補えると、少しでも体力や筋力の低下を防げます。それから市販のプロテイン飲料も悪くはないでしょう。なんでも、口に合うものを見つけてみてください」

最初は緩和ケアについて心配していた千秋でしたが、すっかりと安心して帰ることができました。この日以降、千秋は乳腺外来とは別に、緩和ケア外来にも定期的に通院するようになりました。

高橋医師が勧めてくれたオプソを使うことで、前よりも出歩くことも楽になりました。

「今日もオプソ飲んでからきましたよ。お守りのように持ち歩いています」

「それはよかったです。治療の経過はいかがですか？」

「それが、やっぱり抗がん剤の効き目はよくないみたいです。ここまでがんばってきたけど、いずれ限界がくることは覚悟しています」

「そうでしたか。先々のことで、どのようなことが気になるでしょう」

「娘が高校生で受験勉強も控えていますから、あまり心配はかけたくありません。だから、どうにもならなくなったとき、最期は先生のところの緩和ケア病棟に入院させてもらえればと思っています」

このときには抗がん剤治療が難しくなったときなど、どのように過ごしたいかといった話も、千秋の口から語られるようになっていました。信頼を寄せる高橋医師のところであれば安心して入院できるとも考えていたのです。

「わかりました。安心してください。ただ、娘さんのことも含めて、そのときになってみないとわからないこともあるから、相談しながらやっていきましょう」


2カ月が経ったある日。

呼吸困難が悪化して、千秋は抗がん剤治療をしてきた病院に緊急入院しました。検査の結果、肺の転移がかなり進行していることがわかりました。胸に水も溜まって、それを抜く処置も受けましたが、根本的な解決にはなりません。

主治医からは、これ以上抗がん剤治療は望めないというお話がありました。酸素を吸入して、自分では歩くこともできず車椅子になった千秋は、緩和ケア病棟への転院を希望しました。

緩和ケア病棟に入院したその日、高橋医師が病室を訪れます。

「先生の顔を見るだけで安心できます。今日からよろしくお願いします」

高橋医師は会話をするだけでも苦しそうな千秋の様子をみて、モルヒネの持続注射を開始することにしました。ステロイドの点滴も加えます。

「もともと飲んでいたモルヒネを、持続的に注射で投与します。この方が呼吸は楽になるでしょうし、動いたりするときのレスキューも、飲むより早く効くんです。それにお薬を飲むのだって大変でしょう?」

「そうなんです。……先生にお任せしますから」

「ステロイドも呼吸を楽にして、ついでに食欲を出す効果がありますから、こちらも試してみましょう」

転院した日から、高橋医師は呼吸を楽にする緩和ケアの治療を開始しました。幸いにも多少の効果があって、前よりも楽に過ごせるようになりました。ただ、どうしても食事は多く摂ることができず、千秋は以前にも増して痩せてきてしまいした。

そんな千秋の様子を見て、弘志は心配で高橋医師にかけあいます。

「先生、点滴などどうなんでしょうか? このままだと栄養が足りず死んでしまうような気がして心配です」

「心配ですよね。ただ、この状況で点滴はよいことばかりではなく、おそらく胸の水を増やして苦しくさせてしまいます。いま、佐藤さんは少しずつでも、食べたいものを召し上がれてはいるので、このまま診ていくことをお勧めします」

千秋もうなずきながら話します。

「ステロイドのおかげで、多くはなくても好きなもの食べられているし、緩和ケア病棟だと好きなものを持ってきてもらえるでしょ。苦しくならない方がいいわ」

緩和ケア病棟は、いわゆる一般の病棟と違って、面会や持ち込みの制限が緩く、弘志は千秋に言われるまま、食べたいというものを持ってきていました。鰻重《うなじゅう》、お寿司、果物、ケーキ、プリン……多くは食べられないけど、好きなものを選ぶことができました。

お見舞いには長女の愛菜もたびたび訪れました。でも、学校の宿題や塾もある愛菜は、長い時間はいることができません。いつも、愛菜が帰っていく様子を、寂しげに見送る様子の千秋を高橋医師は見ていました。

ある日、弘志との面談の機会を設けたときのことです。

「佐藤さん、呼吸を楽にする治療はうまくいっています。自由に動くことはできないかもしれないけど、ベッドの上であれば苦しくなく過ごせるでしょう。これなら、在宅医療を受けながら、自宅で過ごすという選択肢もありますが、いかがでしょうか？　自宅なら娘さんともっと一緒に過ごせますよ」

「でも、また苦しくならないか心配です。あと、家族も看病が大変だろうし……」

「私が信頼する在宅の先生に診てもらいますから大丈夫ですよ。それに、またつらくなったら、いつでもここに戻ってこられます」

弘志は別のところで高橋医師から、残されている時間が数週間程度である可能性について説明を受けていました。母と自宅で過ごしたいという愛菜の気持ちも知っていて、こう提案します。

「千秋、いちどやってみないか。きっと愛菜も喜ぶよ。いつも、家でも寂しがっているんだ。会社に相談したら、しばらく介護休暇も取れるっていうし、なにより先生がまた困ったら戻れるっておっしゃってくださっているから」

「うん」

それから、医療相談員を介して、自宅に退院する準備が始まりました。もともと、高橋医師の勧めもあって、介護保険を利用する申請は前にしていたので、あとは往診医と訪問看護への依頼、それから自宅に介護用のベッドを搬入するのみでした。

1週間程度で退院して千秋は自宅に戻りました。高橋医師が紹介してくれた往診医は、高橋医師がかつて指導していた緩和ケア医であり、自宅でも安心して苦しさを和らげる治療を継続して受けることができました。

この結果、病院と違って愛菜ともずっと一緒に過ごすことができました。毎日、塾から帰ってきた愛菜は、千秋のベッドの横に布団を敷いて寝るようになりました。

こうして、自宅で最期まで家族一緒のときを過ごすことができたのです。

Memo

ポイント

- 緩和ケアは抗がん剤終了後に向けたものだけではない
- 医療用麻薬（モルヒネ）は痛みだけでなく呼吸を楽にする効果もある
- 食事や栄養についての相談も大切な緩和ケア
- 治療が難しいときの過ごし方についての相談は、事前にしておくことができる
- 家族の気持ちや意向も踏まえて、治療や過ごし方を相談できる
- 準備が整えば、自宅でも緩和ケア病棟と同じように穏やかに過ごせる

おわりに

ここまで読んでくださった皆さん、ありがとうございました。

できるだけ、難しい言葉を使わず、一般の方にもわかりやすい表現を心がけました。一方で病気が進行したときの話も含まれており、読んでいて気持ちがつらくなった方もいらっしゃるかもしれません。病気の時期によって、皆さんが必要とする部分を断片的でも参考にしてもらえればと思います。

本書を通して、がん患者さんが「生きる」ために緩和ケアが必要であることを、感じ取っていただけたのではないでしょうか。

緩和ケアは終末期のケアではなく、病気の時期を問わず、すべてのがん患者さんのつらさを和らげる試みです。がん患者さんが、つらさを我慢していてよいわけはありません。私が最も伝えたかったのは、皆さんががんとうまく付き合って「生きる」ために、つらさを我慢しないでほしいということです。

そうはいっても、患者さんはそのつらさをうまく医療者に伝えられません。私も甲状腺がんの治療をしているとき、医療者に気を遣ってしまい、その痛みを我慢してしまいました。普段、患者さんに「痛みは我慢しないように」とお話ししている緩和ケア医である私が、です。ですから、一般の患者さんがより多くのつらさを我慢してしまっていることは想像に難くありません。

ぜひ、本書を通じてつらさを和らげる技術について学んでいただき、また「生きる」ために緩和ケアを知ってうまく活用してほしいのです。

いま国民の2人に1人はがんと診断されるといわれています。命を脅かす大変な病気である一方、誰もがなり得る身近な病気です。

そしてうまく治療しながら、長く付き合っていける病気でもあります。たとえがん患者さんであっても、できるだけ病人にはならず、よく「生きる」ことはできるのです。あなたのがんとの付き合い方が、前を向いて「生きる」ことができ、希望に満ちたものであることを祈って。

永寿総合病院　がん診療支援・緩和ケアセンター長　廣橋猛

著者紹介

廣橋 猛（ひろはし・たけし）

永寿総合病院がん診療支援・緩和ケアセンター長、緩和ケア病棟長。2005年、東海大学医学部卒。三井記念病院内科などで研修後、2009年に亀田総合病院疼痛・緩和ケア科、三井記念病院緩和ケア科に勤務。2014年から現職。病院での勤務だけでなく、浅草にある野中医院にて在宅医療にも携わる。病棟、在宅とふたつの場で切れ目なく緩和医療を実践する「二刀流」緩和ケア医。主な著書に『素敵なご臨終 後悔しない、大切な人の送りかた』（PHP研究所）、『がんばらないで生きる がんになった緩和ケア医が伝える「40歳からの健康の考え方」』（KADOKAWA）がある。

緩和《かんわ》ケア医師《いし》ががん患者《かんじゃ》になってわかった

「生《い》きる」ためのがんとの付《つ》き合《あ》い方《かた》　〈検印省略〉

2024年 2 月 20 日 第 1 刷発行

著 者――廣橋 猛（ひろはし・たけし）

発行者――田賀井 弘毅

発行所――株式会社あさ出版

〒171-0022 東京都豊島区南池袋 2-9-9 第一池袋ホワイトビル 6F

電 話 03 (3983) 3225（販売）

03 (3983) 3227（編集）

F A X 03 (3983) 3226

U R L http://www.asa21.com/

E-mail info@asa21.com

印刷・製本 （株）ベルツ

note http://note.com/asapublishing/

facebook http://www.facebook.com/asapublishing

X http://twitter.com/asapublishing

ISBN978-4-86667-670-8 C0047